Isabelle Belius

So therapieren Sie Vaginismus

Der laienverständliche Ratgeber für Betroffene
mit Vaginismus, Dyspareunie, Vulvodynie

Rainer Bloch Verlag

So therapieren Sie Vaginismus

Der laienverständliche Ratgeber für
Betroffene mit Vaginismus, Dyspareunie, Vulvodynie

Isabelle Belius

ISBN 978-3-9822245-5-8
Rainer Bloch Verlag
1. Auflage, 15.05. 2021
Paperback, DIN-A5

Druck: SOL-Service GmbH, Westendstraße 5, 86529 Schrobenhausen

Impressum:

Rainer Bloch Verlag, Schwetzinger Str. 4, D - 69469 Weinheim,
Webseite: www.Bloch-Verlag.de, buch@bloch-verlag.de

Dringende Empfehlung: Lassen Sie sich vor jeder Unternehmung /Handlung von einem fachlich qualifizierten Arzt, Facharzt und/oder Heilpraktiker beraten. Arbeiten Sie auch im Ausland nur mit dort zugelassenen und praktizierenden Fachkräften wie Ärzten und geprüften Heilpraktikern mit entsprechenden Referenzen. Investieren Sie lieber etwas mehr Geld in eine ordentliche Behandlung. Wir empfehlen grundsätzlich bei allen gesundheitlichen Problemen die Konsultation eines Arztes. Begeben Sie sich in medizinische Behandlung und lassen Sie sich von erfahrenen Ärzten helfen. Alle Texte in dieser Publikation dienen nur der Information. Sie sollten nicht als Handlungsempfehlung verstanden werden. Nur fachlich qualifizierte Kräfte können Ihre Situation bzw. Ihren Gesundheitszustand korrekt einschätzen bzw. beurteilen und geeignete Empfehlungen aussprechen.

Inhaltsverzeichnis

Vorwort

Die schönste Sache der Welt kennen Sie nur aus dem Fernsehen und von Erzählungen Ihrer Freundinnen? Ihr Arzt hat die Vermutung, dass Sie an Vaginismus, Dyspareunie, Vulvodynie oder vaginaler Atrophie leiden?

Vaginismus, Dyspareunie, Vulvodynie - was ist denn das?

So oder ähnlich war vermutlich Ihre erste Reaktion, die Sie von sich gegeben haben, als Ihr Arzt diese Wörter in den Raum geworfen hat. Keine Frage – die meisten Betroffenen haben bis zum Tag der Diagnose noch nie davon gehört.

Obwohl Vaginismus und Co. weit verbreitet sind und es nach den Wechseljahren sogar jede zweite Frau trifft, ist dieses Thema in der Öffentlichkeit noch wenig bekannt und wird bei vielen Betroffenen erst nach langer Leidenszeit festgestellt. Noch schlimmer ist es für junge Frauen, die an sogenanntem *primärem* Vaginismus leiden.

Das Fatale ist – obwohl die Krankheit gut in den Griff zu bekommen ist und man sich die verlorengegangene Lebensqualität zurückholen kann, gibt es bislang nur wenig Hilfestellung. Betroffene Frauen sind auf sich allein gestellt und fühlen sich mit ihrem Problem im Stich gelassen.

Es ist also unverzichtbar, die Zügel auch selbst in die Hand zu nehmen und möglichst viel über die Erkrankung herauszufinden. Sich Informationen zu beschaffen und dadurch aktiv das Krankheitsgeschehen mit beeinflussen zu können, das ist bei Vaginismus und Co. eine ganz wichtige Ausgangsbasis, um Verbesserungen der Symptome zu erreichen und die Krankheit auszubremsen.

Das ist allerdings leichter gesagt als getan, denn die Erkrankung fordert den betroffenen Frauen und ihren Partnern auf vielen Ebenen verdammt viel ab.

Die Partner sind es, die jeden Tag aufs Neue erleben, was diese Krankheit mit ihren Frauen macht. Sie erleben auch, was für eine enorme Belastung sie für die Partnerschaft bedeutet, mit welchen kleinen Fortschritten und Rückschlägen man täglich zu kämpfen hat, und mit wieviel Hoffnung man nach immer neuen und noch so kleinen Strohhalmen greift.

Doch damit ist jetzt Schluss – greifen Sie nicht mehr nach einem Strohhalm, sondern nach einer Lösung! In diesem Ratgeber erfahren Sie alles, was sie wissen müssen, um Vaginismus, Dyspareunie, Vulvodynie und vaginale Atrophie erfolgreich zu behandeln – mit vielen praktischen Tipps und Tricks aus der Sicht von Betroffenen.

Bewusst wurde auf komplizierte Fachausdrücke verzichtet, um Ihnen einen leicht verständlichen Ratgeber zur Selbsthilfe an die Hand zu geben, der Ihnen eine wirklich wertvolle Hilfe sein soll.

Isabelle Belius

Warum ich dieses Buch geschrieben habe

Mein Name ist Isabelle, ich wurde vor 38 Jahren in Irland geboren und habe eine 4-jährige Tochter. Seit 10 Jahren lebe ich mit meinem Partner Patrick in Deutschland, der mir dabei geholfen hat, meinen Vaginismus zu besiegen und mich darin bestärkt hat, dieses sehr persönliche Buch zu schreiben.

Ich bin sicher, dass die Erfahrungen, die ich gemacht habe, vielen anderen Betroffenen helfen, ihnen Mut machen- und Lösungen zeigen, wie man Vaginismus und Co. loswerden kann.

Ich habe es geschafft – Sie können das auch!

Es war allerdings nicht einfach, zumal es kaum Hilfestellungen und Informationen zu diesem Thema gibt. Ich fühlte mich sehr allein gelassen mit diesem intimen Problem, über das man nicht mal mit seiner besten Freundin spricht.

Aufgrund meiner Kindheit und Jugend in einem sehr katholischen Elternhaus wuchs ich mit der Vorstellung auf, dass Sex vor der Ehe nicht erlaubt ist. Überhaupt ging es bei uns zuhause sehr konservativ zu, über Themen wie Tampons, Geschlechtsverkehr, Verhütung etc. wurde nie gesprochen, auch in der Schule fand Aufklärung nicht statt. So war es für mich ein großes Erlebnis, als ich vor einigen Jahren Patrick kennenlernte.

Er war einen ganz anderen Umgang mit Sexualität gewohnt als ich, sodass er mich in vielen Dingen anleiten konnte. Wir durchschritten einen gemeinsamen Prozess, der nicht immer einfach war, aber der uns im Laufe der Zeit immer mehr zusammengeschweißt hat. Anfangs nahmen wir die Probleme nicht ernst, die auftraten, sobald wir uns näherkamen. Doch als es auch nach einem Jahr nicht besser wurde, suchten wir Hilfe. Erste Anlaufstelle war mein Gynäkologe, der sich aber leider als völlig ungeeignet entpuppte.
Eine lange Odyssee von einem Therapeuten zum nächsten folgte, und unser Frust wurde immer größer - einmal standen wir sogar kurz vor einer Trennung. Denn da war auch unser Kinderwunsch, und meine biologische Uhr tickte immer lauter, sodass wir immer nervöser und gereizter wurden.

Durch einen segensreichen Zufall landeten wir schließlich bei einem sehr einfühlsamen Gynäkologen, der auf Vaginismus spezialisiert ist. Unsere Verzweiflung war zu diesem Zeitpunkt so groß, dass wir sogar einen Anfahrtsweg von 500 Kilometern in Kauf nahmen. Von Anfang an verlief das Gespräch mit diesem Arzt sehr vertrauensvoll, was bei einem so intimen Thema ja eine wichtige Voraussetzung ist. Sehr einfühlsam ging er auf uns und unser Problem ein, veranschaulichte einige anatomische Dinge anhand einer Ultraschalluntersuchung, zeigte uns, wie wir einen Dilator einführen konnten und hatte auf alle unsere Fragen immer eine sichere Antwort.

Der Besuch bei diesem Gynäkologen war für uns ein „gamechanger“. So sehnsüchtig hatten wir jahrelang auf Hilfe gehofft, aber waren zuvor in vielen Arztpraxen immer nur auf Unwissen und Ignoranz gestoßen.

Hätten wir das heutige Wissen ein paar Jahre vorher gehabt, wäre uns viel Frust und Verzweiflung erspart geblieben. Das ist genau das, was ich Ihnen ersparen möchte! Nutzen Sie meine Erfahrungen, wenden Sie die vielen praktischen Tipps und Tricks an, die ich selbst ausprobiert habe, denn damit haben auch Sie gute Chancen, Ihren Vaginismus und Co. für immer und ewig loszuwerden.

Das sagen betroffene Frauen

„Am Anfang dachte ich, dass ich der einzige Mensch auf der Welt bin, der dieses Problem hat."

„Ich will, aber ich kann nicht und habe seit Jahren keine Partnerschaft mehr".

„Meine Angst vor Sex wurde immer größer, sodass ich irgendwann 3 Schmerztabletten mit einer Flasche Rotwein hinunterspülte, bevor es los ging."

„Seit der Diagnose weiß ich endlich, dass ich nicht verrückt bin und mir nicht alles einbilde, ich bin sehr erleichtert, obwohl ich weiß, dass jetzt noch viel Arbeit vor mir liegt."

„Sex ist für mich ein notwendiges Übel. Um meinen Partner nicht zu verlieren, lasse ich es über mich ergehen und halte die Schmerzen aus, in der Hoffnung, dass es irgendwann besser wird."

„Ich werde es niemals besiegen, ich glaube inzwischen, dass es hoffnungslos ist."

„Mit meinen 16 Jahren stand ich beschämt vor einem ungepflegten 60-jährigen Gynäkologen und erklärte ihm, dass ich untenherum zu eng gebaut sei."

„Meine Gynäkologin riet mir zu mehr Gleitgel, da war mir klar, dass sie keinen Plan hatte."

„Zum Sex gehören zwei, deswegen versuche ich, häufig mit meinem Partner zu reden. Das ist nicht immer einfach, aber ich finde es wichtig."

„Ich hatte noch nie Sex, obwohl ich seit mehreren Jahren verheiratet bin, denn mein Mann kann durch die Verkrampfung nicht eindringen."

„Ich bin ziemlich verzweifelt, denn alle Therapien, die ich bisher versucht habe, halfen überhaupt nicht."

„Nach langer Suche fand ich einen Gynäkologen, bei dem ich mich gut aufgehoben fühle. Weil ich kein Trauma habe, riet er mir von einer Psychotherapie ab."

„Es war für mich eine große Belastung, mir vorzustellen, dass jemand davon erfahren könnte, dass ich keinen Sex haben kann."

„Es wird immer schlimmer. Die letzte gynäkologische Untersuchung war so belastend, dass sie abgebrochen werden musste."

„Ich mache direkt vor dem Intimwerden Übungen mit einem Dilator. Das ist lästig, aber es hilft, und ich bin optimistisch, dass das irgendwann überflüssig wird."

„Die Diagnosen waren immer schwammig und die Therapien brachten keine Erfolge."

„Meine Probleme begannen erst mit 27 Jahren. Seit der letzten Operation wegen Endometriose habe ich brennende, stechende Schmerzen beim Geschlechtsverkehr."

„Manchmal passt der größte Dilator und am nächsten Tagen klappt es nicht mal mit dem kleinsten."

„Als mein Gynäkologe sagte, ich solle mich einfach locker machen und mir Mut antrinken, war mir klar, dass ich nie wieder zu diesem Arzt gehen würde."

„Ich fühle mich wie eine Versagerin. Obwohl ich Lust habe, funktioniert meine Vagina nicht so wie ich will."

„In der Psychotherapie kam heraus, dass meine Angst vor einer ungewollten Schwangerschaft großen Einfluss auf meinen Vaginismus hat."

„Die Dilatoren sind für mich wichtige Übungsgeräte. Am Anfang war ich ungeduldig, aber man darf keinen zu schnellen Erfolg erwarten."

„Als ich starke Schmerzen bekam, habe ich ihn weggestoßen, wir haben nie darüber gesprochen."

„Sogar nach Monaten ohne Training mit den Dilatoren treten keine Schmerzen mehr auf."

Das sagen betroffene Partner

„Ich möchte meiner Partnerin helfen, aber fühle mich so hilflos, was sich auch auf meine eigene Libido auswirkt."

„Früher dachte ich, dass Sex nur aus Geschlechtsverkehr besteht. Heute weiß ich, dass Sexualität so vielschichtig ist und auf viele andere Arten möglich ist und Spaß macht."

„Es fühlt sich an, als würde ich gegen eine Wand stoßen."

„Sobald ich zu weit in die Vagina eintauche, verkrampft meine Freundin, was Schmerzen an meinem Penis auslöst und wir die Aktion dann natürlich abbrachen."

„Meine Frau und ich wollen Kinder, aber aufgrund des Vaginismus ist Sex für uns keine Option, wir sind ziemlich verzweifelt und finden nirgends wirkliche Hilfe."

„Je länger die Probleme andauern, umso größer wird unser Frust."

„Die Probleme begannen mit den Wechseljahren meiner Frau. Wir suchten lange nach einer passenden Therapie, denn nur mit den Dilatoren kamen wir nicht weiter."

„Ich frage mich immer häufiger, ob etwas mit mir nicht stimmt."

„Seitdem wir wissen, dass meine Partnerin Vaginismus hat, ist alles noch schlimmer geworden, jetzt verkrampft sie noch mehr als vorher."

„Seit der Vaginismus-Diagnose haben wir endlich wieder Hoffnung. Wir üben regelmäßig mit den Dilatoren und wir freuen uns gemeinsam über jeden kleinen Fortschritt."

„Wir sind noch weit entfernt von einem schmerz- und angstfreien Sexualleben, aber seitdem meine Freundin zu einem speziellen Physiotherapeuten geht, zeigen sich Verbesserungen."

„Ich will ihr nicht wehtun und werde immer unsicherer."

„Wenn man sich liebt, gibt es immer einen gemeinsamen Weg. Ich will meine Frau nicht unter Druck setzen, sondern es gemeinsam mit ihr schaffen."

„Seitdem das Kind einen Namen hat und wir endlich wissen, dass es Vaginismus ist, sind wir einen großen Schritt weiter und leben entspannter."

„Seitdem wir offener miteinander kommunizieren, läuft es im Bett besser. Wenn meiner Partnerin eine Stellung weh tut, sagt sie es mir inzwischen. Das ist wichtig, denn sonst weiß ich ja nicht, wie tief ich eindringen kann."

„Es fällt mir nicht immer leicht, geduldig zu sein. Besonders wenn ich ein paar Gläschen zu viel trinke, werde ich ungerecht und überfordere sie."

„Jeder weiß, dass manche Männer Erektionsprobleme haben, aber wer kennt Vaginismus?"

„Es tut mir leid, dass ich meiner Freundin anfangs vorwarf, sie würde sich anstellen und übertreiben. Heute weiß ich, dass es eine sexuelle Funktionsstörung ist, und die Verkrampfung unbewusst abläuft."

„Ich komme noch nicht mal zwischen ihre Oberschenkel."

„Sie sagte mir monatelang nichts, sondern hatte ständig Ausreden, warum sie keinen Sex haben wollte. Das war für mich schlimmer, als wenn sie mir von Anfang an reinen Wein eingeschenkt hätte."

„An manchen Tagen habe ich Angst, sie zu verlieren."

„Meine Partnerin möchte sich mit Botox behandeln lassen, weil bei ihr der Vaginismus stark ausgeprägt ist. Ich habe aber Bedenken wegen der Risiken und meine, dass das wirklich nur als letzte Rettung in Frage kommt, wenn alles andere nicht funktioniert."

Anatomie

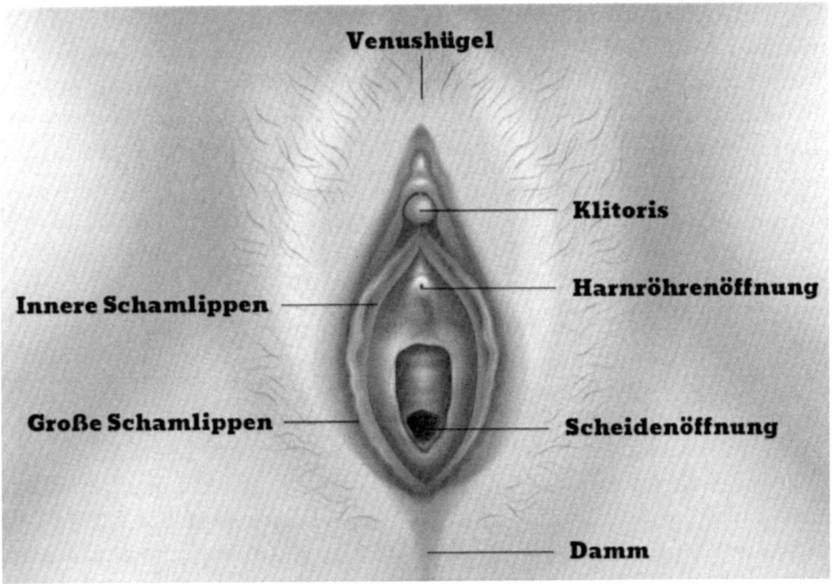

Um Dyspareunie, Vaginismus, Vulvodynie und vaginale Atrophie zu verstehen und erfolgreich zu behandeln, ist es für Frauen wichtig, dass sie sich mit ihren Geschlechtsorganen eingehender befassen, sie kennenlernen oder neu und liebevoll entdecken. Dazu gehört auch etwas anatomisches Wissen über die inneren und äußeren weiblichen Genitalien.

„Vulva" bezeichnet alle äußeren Geschlechtsteile der Frau. Das sind der Scham- oder Venushügel, die großen, äußeren und kleinen, inneren Schamlippen, die Klitoris sowie Scheidenvorhof und Scheideneingang. Scheide, Gebärmutter, Eileiter und Eierstöcke bilden die inneren Geschlechtsorgane der Frau ab.

Der Beckenboden spielt eine zentrale Rolle beim Vaginismus, denn verkrampft sich diese Muskulatur, so lassen sich weder Finger, Tampon noch Penis in die Scheide einführen, es scheint, als hätte sich eine Wand vor dem Scheideneingang gebildet.

Schamlippen - Äußere und innere Schamlippen

Die äußeren Schamlippen befinden sich unterhalb des Schamhügels und bedecken die Schamspalte. Die großen, fleischigen Hautfalten umschließen die anderen, äußeren Geschlechtsorgane. Sie verlaufen bis zum Damm, der den Bereich zwischen dem hinteren Schamspaltende und dem Anus bezeichnet. Die äußeren Schamlippen zeigen eine dunklere Hautfarbe als die übrige Haut und sind meist behaart.

Die inneren, unbehaarten Schamlippen liegen unter den äußeren Schamlippen und sind kleiner als diese. Die genaue Größe variiert bei jeder Frau, so können die inneren Schamlippen eher sehr kurz, aber durchaus auch länger und breiter ausfallen.

Je nach Ausprägung ragen sie dann ein wenig zwischen den großen Schamlippen hervor oder werden von ihnen komplett überdeckt. Da hier sehr viele Blutgefäße angesiedelt sind, wirken diese Schamlippen rosafarben bis rötlich. Gerade während der sexuellen Erregung füllen sich diese Gefäße mit Blut und schwellen an. Daher sind die inneren Schamlippen auch im Hinblick auf Berührung deutlich sensibler als die äußeren Schamlippen. Sie sind von einer Schleimhaut überzogen und werden durch ein Sekret feucht gehalten.

Die Innenseiten der großen und kleinen Schamlippen sind generell unbehaart, glänzend und glatt. Hier sind zudem Schweiß- und Talgdrüsen angesiedelt, die u. a. Gleitsekrete bilden.

Klitoris

Die Klitoris ist ausschlaggebend für die sexuelle Lust und Stimulation. Sie setzt sich aus mehreren Teilen zusammen und ist mit Nerven und Schwellkörpern ausgestattet. Im sichtbaren, äußeren Bereich über den inneren Schamlippen befinden sich Klitorisvorhaut und Klitorisperle, während Klitoriskörper und Klitorisschenkel im Inneren des Beckens angesiedelt sind.

Die Klitorisperle wird umgangssprachlich auch als Lustperle oder Kitzler bezeichnet. Die Größe kann zwischen einem und fünfzehn Millimeter liegen. Auf der Klitorisperle sitzen bis zu 8.000 Nervenenden, weshalb sie die berührungsempfindlichste Stelle am Körper der Frau ist. Bei sexueller Erregung schwillt die Klitorisperle, auch Klitoriseichel genannt, wie der Penis beim Mann an. Die Klitorisvorhaut überzieht die Klitorisperle, damit diese vor äußeren Reizen und Einflüssen geschützt bleibt.
Der Klitoriskörper oder Klitorisschaft, an dessen sichtbarem, äußeren Ende die Klitorisperle sitzt, führt sich im Inneren des Beckens fort. Seine Länge kann zwischen einem halben und vier Zentimetern betragen.

Von ihm zweigen die beiden Klitorisschenkel im inneren Bereich zwischen Schambeinast und Sitzknochen ab, die je eine Länge von ca. sechs bis acht Zentimeter vorweisen. Die Schenkel sind mit Teilen der Beckenbodenmuskulatur verbunden. Direkt unterhalb der Klitorisschenkel liegt jeweils ein Schwellkörper. Bei sexueller Erregung füllen sich die Schwellkörper mit Blut und vergrößern sich, was einen verschließenden Effekt der Harnröhre zur Folge hat.

Vagina

Die Vagina bzw. Scheide, als inneres Geschlechtsorgan, zeigt sich als elastischer Schlauch, der eine Länge zwischen acht und zwölf Zentimetern erreichen kann.
Bei Erregung dehnt und weitet sich die Scheide. Sie bildet eine Verbindung zwischen dem äußeren Muttermund und dem Scheidenvorhof. Die Scheide nimmt den Penis des Mannes beim Geschlechtsverkehr auf und dient ansonsten zum Schutz der inneren Geschlechtsorgane sowie als Geburtskanal. Sie wird von einer Schleimhaut überzogen.

Die beiden Scheidenwände (vordere und hintere) haben eine Stärke von etwa drei Millimetern und liegen nahe beieinander. Im Bereich des Scheideneingangs und an der vorderen Scheidenwand verbindet sich die Scheide mit dem Harnröhrenschwellengewebe, weshalb diese Zone auch als G-Punkt bezeichnet wird. An diesem Lustpunkt liegen zahlreiche Nervenenden, daher ist er sehr berührungssensibel.

Das raue Gewebe ist durchzogen von Blutgefäßen, die sich bei Erregung mit Blut füllen und anschwellen. Das führt zu einem vaginalen Orgasmus, bei dem ein Sekret über die Harnröhre abgegeben wird. Der G-Punkt-Bereich ist gerade bei Vaginismus druck- und schmerzempfindlich. Ein Teil des vorderen Vaginalbereiches wird von Beckenbodenmuskulatur umschlossen.

Vaginalwand

Die Vaginalwand ist eine ziemlich dünne Gewebeschicht und lediglich 3 mm dick. Die glykogenreiche Oberfläche ist ein nicht verhornendes, mehrschichtiges Plattenepithel, das sich in einem ständigen Umbauprozess befindet und abhängig von Östrogen und Progesteron ist. Bei hormonellen Veränderungen, wie sie während der Wechseljahre auftreten, kommt es zu einem Abbau des Plattenepithels, infolgedessen ein Glykogenmangel an der Vaginaloberfläche entsteht. Wenn sich nicht nur die Haut der Vagina verändert, sondern auch der äußere Schambereich, dann spricht man von einer Verdünnung des Genitalgewebes bzw. einer vaginalen Atrophie.

Gebärmutter

In der Gebärmutter entwickelt sich das neue Leben. Sie befindet sich im Unterleibszentrum der Frau, im Becken. Sie erstreckt sich vom vorderen Teil der Harnblase bis hin zum Mastdarm. Das Hohlorgan hat die Form einer Birne, die auf dem Kopf steht und ist durch so genannte Mutterbänder mit dem Becken verbunden. Durch diese runden Bänder bleibt die Gebärmutter in einer Art Schwebelage, die durch die Beckenmuskulatur unterstützt wird. Der Muttermund reicht minimal in die Scheide herein und lässt sich ertasten.

Das Organ hat regulär eine Länge von ca. sieben Zentimetern, eine Breite von etwa fünf Zentimetern und ist ungefähr drei Zentimeter dick. Das Gewicht kann zwischen 30 und 120 Gramm variieren. Während der Schwangerschaft erreicht die Gebärmutter eine Größe, die zwei kleinen Fußbällen gleichkommt, das Gewicht erhöht sich auf bis zu 500 Gramm. Der Uterus, wie die Gebärmutter in der medizinischen Fachsprache heißt, kann in verschiedene Abschnitte unterteilt werden: Gebärmutterhals, Gebärmutterhalskanal mit äußerem und innerem Muttermund, der in den Isthmus (die engste Stelle im Kanal) übergeht, Gebärmutterkörper und Gebärmutterkuppe.

Rechts und links von der Gebärmutter zweigen die Eileiter ab. Die äußere Schicht der Gebärmutterwand ist mit Bauchfell und Bindegewebe ausgekleidet, während die innere Schicht von Schleimhaut überzogen ist. Diese Schleimhaut baut sich während der Regelblutung ab, im Falle einer Schwangerschaft ist sie für die Bildung der Plazenta verantwortlich.

Beckenboden

Der Beckenboden ist ein intelligentes Muskelgeflecht, das sich aus drei Schichten zusammensetzt. Legt man beide Hände nebeneinander, so kann man sich in etwa die Größe dieses Muskelteppichs vorstellen.

Dieser zieht sich über die Bereiche Schambein, Steißbein und Sitzknochen. Die unterste Schicht bildet eine liegende Acht vom Scham- zum Steißbein. Ihre Muskeln befinden sich unter den äußeren Schamlippen, über den Bartholini-Drüsen, sie bilden eine Art Schlinge um Scheide und Harnröhre und um den After. Von den Sitzknochen führen zwei feine Muskeln zur Klitoris.

Von Sitzknochen zu Sitzknochen verläuft die mittlere Muskelschicht des Beckenbodens. Sie bildet eine Dreiecksform zwischen Damm und Schambein. Darin liegen Harnröhre und Scheide. Diese Schicht verschließt den vorderen Bereich des Beckens und wird auch als Ringmuskel bezeichnet, da sie sich während des Trainings ähnlich anfühlt.

Im Damm verläuft die Verbindung mit der äußeren und inneren Schicht. Die innere Schicht zeigt sich sehr kräftig und ist gleichzeitig auch die größte im raffinierten Muskelzelt. Sie verschließt den hinteren Bereich des Beckens fächerartig vom Schambein über die Sitzknochen bis zum Steißbein. Sie bildet eine Art muschelförmiges Körbchen und kann durch die gleichnamige Übung „Beckenbodenkörbchen“ aktiviert werden.

Der Beckenboden ist über eine Vielzahl von kleinen Muskeln und Faszien mit Bauch, Rücken und Beinen verbunden.

Was ist Dyspareunie?

Unter dem medizinischen Fachbegriff Dyspareunie werden alle Arten von Schmerzen zusammengefasst, die Frauen beim Geschlechtsverkehr im Intimbereich empfinden. Schamlippen, Vagina, Klitoris, der Damm können davon betroffen sein. Dabei treten die Schmerzen mitunter beim Eindringen, während und nach dem Geschlechtsverkehr auf und zeigen sich durch Brennen, Stechen, Krämpfe, druck- und einschneidendes Empfinden oder Jucken.

Dauer und Intensität der Missempfindungen können dabei variieren, oberflächlich im Bereich der Scheidenöffnung oder tieferliegend im Beckenareal zu spüren sein. Oft ist es durch die Schmerzen für die Frau nicht möglich, einen Orgasmus zu erleben. Als Ursachen für eine Dyspareunie finden sich sowohl körperliche als auch psychische Faktoren, die nicht selten ineinander spielen.

Vaginismus und Vulvodynie gelten als besondere Formen der Dyspareunie, wobei eine diagnostische Abgrenzung in der Praxis nicht einfach ist.

Ursachen für Dyspareunie

Eine Dyspareunie kann körperliche und psychische Ursachen haben, die oft in Kombination auftreten. Zu den körperlichen Ursachen zählen hier vor allem Entzündungen/Infektionen von Harnwegen, Eileiter, Vagina (z. B. durch Pilze).

Auch sexuell übertragbare Krankheiten wie Gonorrhö oder Trichomoniasis begünstigen eine Dyspareunie. Weitere Ursachen sind: Vaginismus, Vestibulitis, Vulvodynie, Endometriose, Zysten, Geburtsverletzungen, Narben an den Geschlechtsorganen, Verwachsungen oder Fehlbildungen im Genitalbereich, eine Gebärmuttersenkung, Tumore und Bestrahlungen im Becken-, Bauch-, Genitalbereich, allergische Reaktionen (z. B. auf Unterwäsche, Hygieneprodukte, Kondome oder auch Spermabestandteile) sowie hormonelle Störungen.

Schmerzhafte Untersuchungen im Scheiden-/Analbereich können ebenso eine Dyspareunie verursachen wie gynäkologische Operationen. Daneben gilt auch Scheidentrockenheit als häufiger Auslöser für Schmerzen beim Geschlechtsverkehr, was schon das Eindringen erheblich erschwert.

Die Psyche hat ebenfalls ihren Anteil, gerade wenn es um die Verschlimmerung der Schmerzsymptome geht. So können ein unausgeglichenes Verhältnis zum Partner oder Lustlosigkeit und fehlende Zärtlichkeit u. a. zu einer verminderten Erregungsfähigkeit und somit zu Scheidentrockenheit führen, was das Eindringen erschwert und Schmerzen verursacht. Bestimmte Sexualpraktiken fördern die Schmerzempfindlichkeit.

Auch traumatische Erlebnisse im Zusammenhang mit negativen, sexuellen Erfahrungen und als schwierig oder schlimm erlebte Krankheiten, bzw. operative Eingriffe können Schmerzen befeuern oder verschlimmern. Individuelle Selbstwertprobleme der Frau und Beziehungs- oder Bindungsängste sind ein weiterer Faktor, der Missempfindungen begünstigt.

Psychologisch spricht man auch von Stressfaktoren, sodass allein schon Gedanken und Erinnerungen ausreichen, um Anspannungen und Verkrampfungen und somit Schmerzempfindungen im Unterleibsbereich auszulösen. Diese verstärken sich, wenn es mit dem Geschlechtsakt dann nicht klappt und der Druck für die Frau größer wird. Dieser Druck führt wiederum zu erneuten Anspannungen, die ungünstige Spirale dreht sich weiter.

Was ist Vulvodynie?

Der medizinische Fachbegriff Vulvodynie bezeichnet Schmerzen der Vulva. Vulva ist der Oberbegriff für die äußeren Geschlechtsorgane der Frau wie Schamhügel, Schamlippen, Klitoris, Scheidenvorhof und Scheideneingang. Vulvodynie kennt verschiedene Ausprägungen, die sich in erster Linie auf das Alter der Patientin beziehen. Liegt eine Vulvodynie bei Frauen zwischen 20 und 40 Jahren vor, so wird diese als Vestibulodynie oder auch Vulvovestibulitis definiert, bei Frauen ab 40 Jahren spricht man von einer generellen Vulvodynie oder einer vulvären Dysästhesie. Gerade jüngere Frauen leiden des Öfteren auch gleichzeitig an einer Dyspareunie (Schmerzen beim Sex).

Vulvodynie wird heute zudem oft als Oberbegriff für Krankheitsbilder im Bereich von Vulva und Vagina, deren Ursache nicht bekannt ist, verwendet. Die Symptome zeigen sich vielfältig und unterschiedlich, wobei die Schmerzen sowohl spontan als auch provoziert durch äußere Einflüsse und Reize auftreten können. Ebenso verschieden können die Ursachen für eine Vulvodynie sein.

Ursachen und Symptome der Vulvodynie

Bei einer Vulvodynie liegt häufig ein stark verspannter Beckenboden vor. Dieser kann aus einer anderen Erkrankung resultieren oder selbst die Ursache sein. Zusammenhänge sieht die Wissenschaft beim Auftreten von Schmerzen der Vulva u. a. mit folgenden Erkrankungen:

- CRPS (chronische, neurologische Erkrankung nach Weichteil- oder Nervenverletzungen)
- Fibromyalgie
- Hashimoto
- Lichen sclerosus
- Interstitielle Zystitis
- Neuropathie (Störung einer oder mehrerer peripherer Nerven)
- Neuropathie des Pudendusnerves

Ursächlich können weiterhin länger zurückliegende Krankheitsereignisse sein, zu denen vor allem Operationen im Beckenbereich, Stürze auf das Steißbein, Pilzinfektionen der Vagina, Blasenentzündungen, chronische Verstopfung, vaginale Geburten oder extreme, sportliche Belastungen, welche den Beckenboden zu sehr beanspruchen, zählen.

Die Symptome sind je nach Alter und individuellem Schmerzempfinden unterschiedlich ausgeprägt. Dazu gehören Brennen, Gefühl von Messerstichen oder elektrischen Stromstößen, Jucken, Dauerschmerz an den Schamlippen oder am Damm. Die vaginale Penetration ist deutlich erschwert, wird oft als schmerzhaft empfunden oder ist überhaupt nicht möglich.

Die Schmerzsymptome treten entweder ganz spontan oder nach äußeren Reizen und Kontakt auf. Sie können vorübergehend oder über mehrere Stunden und Tage anhaltend und in ihrer Intensität abhängig vom hormonellen Zyklus sein. Feuchtigkeit, Kälte, Sport, Stress sowie die Behandlung mit Antibiotika, Cortisonsalben und Mittel gegen Pilzinfektionen, Hormonen aber auch der Einsatz von Slipeinlagen oder Waschlotionen im Intimbereich können die Schmerzen verschlimmern.

Die Schmerzen werden in schweren Fällen beim Gehen, Radfahren, im Sitzen, während des Geschlechtsverkehrs unerträglich. Die Schleimhäute zeigen sich oft gereizt und geschwollen. Das Entleeren der Blase kann die entzündliche Reaktion aufgrund des salzhaltigen Urins durch starkes Brennen verstärken. Nach einer Penetration entstehen mitunter Fissuren am hinteren Scheideneingang. Die verspannte Muskulatur des Beckenbodens verursacht Probleme bei der Blasenfüllung und Blasenentleerung.

Genauere Differenzierung von Vulvodynie nach dem Alter der Patientin

Zu unterscheiden ist hier die Vulvodynie bei Frauen im Alter zwischen 20 und 40 Jahren und ab 40 Jahren, gerade wenn es um die Diagnose geht.

Vulvodynie bei Frauen im gebärfähigen Alter

Vestibulodynie/Vulvovestibulitis wird die Vulvodynie bei Frauen im gebärfähigen Alter zwischen 20 und 40 Jahren genannt. Diese Form beginnt bei jungen Frauen meist mit der ersten sexuellen Aktivität oder beim erstmaligen Einführen eines Tampons. Man spricht hier auch von primärer Vulvodynie. Zeigen sich die Schmerzsymptome erst nach einer längeren, beschwerdefreien Zeit, z. B. nach zurückliegenden Krankheitsereignissen, ist von sekundärer Vulvodynie die Rede.

Prägend für diese Art sind Brennen, Stechen, Schmerzen, intensive Reizung im Vestibulum, dem Vorhof der Vulva. Eine sichere Diagnose kann gestellt werden, wenn die Patientin schon bei leichten Berührungen am Scheideneingang die genannten Symptome verspürt oder die Schmerzen durch einen leichten Druck mit einem Wattestäbchen ausgelöst werden können. Der Vulvabereich weist zudem eine starke Rötung auf. Weiteres Indiz ist das Vorliegen der Beschwerden seit mehr als sechs Monaten.

Vulvodynie bei Frauen vor, während und nach der Menopause

Das statistische Durchschnittsalter für den Eintritt der Wechseljahre, also die Zeit in der sich der weibliche Körper von der fruchtbaren auf die unfruchtbare Phase umstellt, liegt bei 47,5 Jahren. Allerdings ist das kein Manifest, denn bei manchen Frauen tritt das Klimakterium schon ab dem 42. Lebensjahr ein, andere sind über 50, wenn die Wechseljahre beginnen. Die Vulvodynie bei Frauen ab 40 Jahren wird als vulväre Dysästhesie bezeichnet.

Brennen und Schmerzen sind die Hauptsymptome bei diesen Patientinnen, wobei sich die Beschwerden auf die ganze Vulva bis hin zur Harnröhre und dem Rektum ausdehnen können. Sie treten meist spontan auf und werden chronisch.

Behandlung von Vulvodynie

Die Behandlung der Vulvodynie sieht unterschiedliche Ansätze vor, die meist in Kombination durchgeführt werden. Zum einen eignen sich die Selbsthilfe- u. Trainingsmethoden, die auch bei Vaginismus erfolgversprechend sind, zum anderen können, je nach Ausprägung der Schmerzen, Medikamente oder eine Operation in Frage kommen. Eine enge Abstimmung zwischen Patientin, Ärzten und Therapeuten ist unerlässlich. Ein Behandlungserfolg braucht Zeit und stellt sich nicht sofort ein, es kann durchaus mehrere Monate andauern, bis Schmerzen und Symptome nachlassen.

Beckenbodentraining

Ein schwacher, verkrampfter und verspannter Beckenboden liegt bei einer Vulvodynie oft vor, er kann auch ursächlich oder als Folge anderer Faktoren und Krankheitsbilder entstanden sein. Deshalb ist Beckenbodentraining hier genauso wichtig wie bei Vaginismus.

Beckenbodentraining unterteilt sich in verschiedene Übungseinheiten. Es geht zunächst darum, überhaupt ein Gespür für die Muskulatur, die An- und Entspannung zu bekommen. Dafür eignet sich zu Beginn ein Jonglierball, der sitzend auf einem Stuhl am Damm, der Stelle zwischen Vagina und After, platziert und sanft hin und her bewegt wird. Dann geht es weiter mit leichten Trainingseinheiten, um den Beckenboden bewusst anzuspannen und wieder loszulassen.

Verschiedene Übungen führen die Patientin sanft und langsam an ihre Beckenbodenmuskulatur heran, damit sie diese wahrnehmen und ihre Aktionen nachvollziehen kann. Die Übungen sind nicht schwer, erfordern aber durchaus Konzentration und die richtige Atemtechnik. Dabei werden auch etliche Hilfsmuskeln gestärkt, welche die Beckenbodenmuskulatur unterstützen. Durch das Training wird der Wachstumsreiz der Muskeln angekurbelt, was den Beckenboden nachhaltig, dauerhaft stärkt. Voraussetzung ist allerdings die regelmäßige und konsequente Durchführung.

Medikamente

Als Behandlungsansatz gegen die Schmerzen bei Vulvodynie kommen bevorzugt niedrig dosierte, trizyklische Antidepressiva zum Einsatz, wobei die Gabe nur eine begrenzte Zeit von ca. vier bis sechs Monaten erfolgen sollte. Zu Beginn wird eine sehr niedrige Dosierung angesetzt, die wöchentlich schrittweise erhöht wird. Ist eine deutliche Schmerzminderung eingetreten, kann das Absetzen bzw. Ausschleichen der Antidepressiva erfolgen.

In Frage kommen auch oral verabreichte Serotonin-Noradrenalin-Wiederaufnahmehemmer wie Duloxetin oder Antikonvulsiva bzw. Antiepileptika, darunter Pregabalin und Gabapentin sowie Opioide.

Daneben werden lokal wirkende Medikamente wie schmerzlindernde Salben mit Lidocain, hormonelle Östrogen-Cremes, Cremes und Gele wie Ketamin oder Amitriptylin, welche krampflösend wirken, angewendet.

Cannabidiol (CBD) bei Vulvodynie

Wer von Vulvodynie betroffen ist, hat meistens nur einen Wunsch – die schrecklichen Schmerzen so schnell wie möglich loswerden. Es gibt verschiedene Therapieansätze, und es kommen stetig neue hinzu.

Eine davon ist die Behandlung mit CBD, was die Abkürzung für Cannabidiol ist. Cannabis kam früher unter anderem bei der Behandlung von Unterleibsschmerzen zum Einsatz, es geriet aber zunehmend in Vergessenheit.

Bei Cannabidiol (CBD) handelt es sich um ein Cannabinoid, eines von mehr als hundert natürlich vorkommenden Verbindungen in Hanf. CBD ist der wichtigste Bestandteil des medizinischen Cannabis. Es wirkt nur schwach psychoaktiv, und es ist unwahrscheinlich, dass sich psychoaktive Effekte einstellen. Daher wird CBD häufig fälschlicherweise in Zusammenhang mit einer berauschenden und abhängig machenden Wirkung gebracht.

Warum CBD bei Vulvodynie?

Für die Verwendung von CBD bei Vulvodynie gibt es mehrere Gründe, so verfügt es nicht nur über schmerzlindernde, entkrampfende, entzündungshemmende und muskelentspannende Eigenschaften, sondern es wirkt auch angstlösend. In Bezug auf Vulvodynie ist hauptsächlich der schmerzlindernde Aspekt von Interesse, denn dass CBD über einen schmerzreduzierenden Effekt verfügt, wurde in mehreren Tierversuchen bewiesen, und zwar bei entzündlichen und neuropathischen Varianten, beides Schmerzformen, die besonders schwierig zu therapieren sind.

Möglich ist die Schmerzlinderung dadurch, dass CBD die sogenannten Vanilloidrezeptoren vom Typ 1 und 2 stimulieren kann. Werden die Schmerzrezeptoren der Nervenendigungen durch CBD stimuliert, kommt es zu einer schmerzhemmenden Wirkung.

Interessant ist aber auch der angstreduzierende Aspekt, denn viele Frauen mit Vulvodynie haben Angst und verbinden aufgrund der Schmerzen negative Assoziationen mit dem Geschlechtsverkehr.

Ein weiterer Vorteil ist die muskelentspannende Wirkung. Wenn sexuelle Schmerzen erwartet werden, ziehen sich die Muskeln in der Regel zusammen, was zur Verschlimmerung der Schmerzen führt oder Vaginismus auslöst.

Durch das Einführen eines CBD-Zäpfchens oder das Auftragen von CBD-Creme auf die Vulva kann eine spürbare Schmerzlinderung und Entspannung erreicht werden.

Zudem wird die Produktion von Prostaglandinen reduziert. Dies sind hormonähnliche Substanzen, die Entzündungen, Fieber und Schmerzen fördern.

<u>Als am effektivsten bewerten Experten den Einsatz von CBD in Kombination mit Dilatoren.</u>

CBD als Aphrodisiakum

Ein bei vielen Frauen eintretender Nebeneffekt bei der Anwendung von CBD ist die Steigerung der sexuellen Lust, denn häufig wirkt CBD wie ein Aphrodisiakum, sobald es auf die Vulva aufgetragen wird. Dieser Wirkmechanismus liegt an den enthaltenen Phytocannabinoiden, die den Blutfluss dort erhöhen, wo das CBD aufgetragen wird. Das ist der gleiche Effekt, der eintritt, wenn eine Erregung auf natürliche Weise erfolgt.

Produktqualität

Von der Produktqualität hängt ab, wie wirksam CBD tatsächlich ist. Um ein zuverlässiges Produkt ausfindig zu machen, sollte man sein Augenmerk besonders auf die Angabe zum CBD-Gehalt richten. Vorsicht ist angezeigt bei schwammig gehaltenen Aussagen wie beispielsweise „Ein Tropfen enthält 1,67 mg CBD".

CBD-Produkte sind im Internet und eigentlich auch in stationären Apotheken erhältlich, wo aber noch immer Unsicherheit ob des rechtlichen Status herrscht. Selbst mit PZN-Codes der Hersteller kommt man oft nicht weiter, da der Apothekengroßhandel die Produkte nicht führt. Schon so mancher Kunde kam in eine unangenehme Situation oder wurde leichtfertig in Verbindung mit Drogen gebracht, wenn er in einer Apotheke CBD-Produkte erwerben wollte.

Wenn man die Produkte aus dem Ausland bezieht, sollte man unbedingt auf den THC-Gehalt achten, denn die Grenzwerte in den einzelnen Ländern sind unterschiedlich. Während der Grenzwert in der Schweiz bei bis zu 1 % liegt, sind in Deutschland Produkte mit einem THC-Gehalt von bis zu 0,2 % zulässig. Die Gesetzeslage bzgl. Cannabis ändert sich stetig, daher ist es wichtig, die jeweils gültige Rechtslage zu beachten.

Anwendung

Präparate mit einem hohen CBD-Gehalt sollen für die Behandlung von Vulvodynia am besten geeignet sein. Vereinzelt ist in der Literatur zu lesen, dass Präparate aus CBD und THC am besten zur Schmerzlinderung geeignet sind.

CBD-Präparate sind in unterschiedlichen Darreichungsformen erhältlich, und zwar als Kapseln, Zäpfchen, Cremes, Sprays und Öl.
Welches zur Anwendung kommt, ist von der jeweiligen Indikation abhängig, bevorzugt wird CBD in Form von Öl, das unter die Zunge geträufelt wird. Hier lässt man es kurz einwirken bevor man es herunterschluckt. So erreicht man

die größtmögliche Bioverfügbarkeit von CBD, denn die wichtigen Wirkstoffe können bereits über die Mundschleimhaut absorbiert werden.

Die Dosierung wird individuell nach Rücksprache mit dem behandelnden Arzt festgelegt, denn sie hängt vom Körpergewicht, von der Indikation und vom Präparat selbst ab. Man beginnt mit kleinen Mengen und tastet sich langsam an die persönlich passende Dosierung heran, um mögliche Nebenwirkungen ausschließen zu können. Viele Anwender beginnen mit der abendlichen Einnahme ein bis zwei Stunden vor dem zu Bett gehen. Um eine kontinuierliche CBD-Versorgung zu erreichen, geht man im Laufe der Zeit auf eine Einnahme morgens und abends über.

Ist CBD sicher?

CBD ist im Unterschied zu THC nebenwirkungsarm, was besonders aufgrund der fehlenden Rauschwirkung der Fall ist. Trotzdem kann es in Einzelfällen zu Nebenwirkungen kommen wie etwa Müdigkeit, Benommenheit, Übelkeit, Durchfall, Reizbarkeit, Gewichtszunahme oder Veränderungen des Appetits. CBD kann außerdem die Wirkung von Medikamenten beeinflussen wie insbesondere die von Blutverdünnern.

Kritiker verweisen darauf, dass man derzeit für die jeweiligen Krankheitsbilder noch nicht die effektivste therapeutisch wirksame Dosierung von CBD kenne. Zudem würden die Präparate als Nahrungsergänzungsmittel und nicht als Medikamente angeboten, die strengeren Kontrollmechanismen unterliegen, was besonders Inhaltsstoffe und Beimischungen betrifft.

Operation

Bei starken Schmerzen und wenn Medikamente keine ausreichende Wirkung erzielen, können chirurgische, invasive Methoden eine Option sein, die Vulvodynie effektiv zu behandeln. Bei einer Operation wird das Hautareal im Schmerzbereich abgetragen. Einen hundertprozentigen Erfolg gibt es allerdings nicht, da die Schmerzpunkte wandern und sich Symptome an anderer Stelle wieder zeigen können.

Weitere invasive Methoden sind die sogenannte Neurostimulation, die Spinal-Infusionspumpe sowie die Vestibulektomie (speziell bei provozierter Vestibulodynie), die Laparoskopische Beckenneurochirurgie, die chirurgische Freilegung des Pudendusnerves oder Botox-Injektionen.

Was ist Vaginismus?

Vaginismus ist, genau wie Impotenz, eine medizinisch anerkannte sexuelle Schmerzerkrankung, die erstmalig in 1862 vom amerikanischen Arzt und Chirurg James Marion Sims in der Obstetric Society of London erwähnt und als eine reflexartige Kontraktion der zirkumvaginalen Muskulatur beschrieben wurde.

Heute wird Vaginismus als ein Zustand gesehen, bei dem eine unwillkürliche Verkrampfung der Vagina und Beckenbodenmuskulatur auftritt. Der Introitus vaginae wird derart verschlossen, dass versuchter Geschlechtsverkehr Unbehagen, Schmerzen oder Brennen verursacht. Vaginismus macht es auch schmerzhaft, schwierig oder sogar unmöglich, einen Tampon einzuführen oder sich einer gynäkologischen Untersuchung zu unterziehen. Typischerweise tritt diese Verkrampfung regelmäßig auf.

Wenn man versucht, einen Tampon, ein Spekulum oder einen Penis in die Vagina einzuführen, zieht sich die Beckenbodenmuskulatur aufgrund einer unwillkürlichen Kontraktion zusammen. Schmerzen und ein generalisierter Muskelkrampf lassen dann nicht lange auf sich warten. Wo und wie sich die Schmerzen zeigen, ist sehr unterschiedlich, nicht jede Frau erlebt die gleichen Probleme. Schmerzen können direkt am Eingang der Vagina auftreten, es kann aber auch der gesamte Vaginalbereich schmerzen.

Kurz und bündig lässt sich auch sagen, dass Vaginismus die automatische Reaktion des Körpers auf die Angst vor vaginaler Penetration ist.

Vaginismus betrifft Frauen jeglichen Alters - junge Mädchen und ältere Frauen - aufgrund einer Vielzahl von Gründen. Er ist die Hauptursache für sexlose Ehen, denn die Öffnung der Vagina kann so gering sein und wie „zugewachsen“ wirken, dass der Mann seinen Penis gar nicht einführen kann. Es ist aber auch möglich, dass ein Penis trotz der Schmerzen vollständig aufgenommen werden kann. Üblicherweise enden die Schmerzen in dem Moment, wenn der sexuelle Versuch aufhört und der Geschlechtsverkehr abgebrochen wird.

Symptome Vaginismus

Grundsätzlich unterteilt man in *primären* und *sekundären* Vaginismus, wenngleich nicht jede betroffene Frau in genau eine der beiden Kategorien passt. Es gibt auch Frauen, die jahrelang Geschlechtsverkehr erleben, bei dem die Schmerzen allmählich zunehmen. Im weiteren Verlauf wird der Sex immer öfter vermieden.

Primärer Vaginismus

Primärer Vaginismus wird auch als angeborener Vaginismus bezeichnet und tritt bei jungen Frauen auf. Er zeigt sich häufig schon frühzeitig durch Symptomindikatoren, insbesondere ist hier die Schwierigkeit beim Einführen von Tampons relevant, was auch nach wiederholten Versuchen nicht gelingt. Auch gynäkologische Untersuchungen mit einem Spekulum oder das Einführen eines Fingers sind häufig problematisch, da die Öffnung der Vagina zu eng erscheint.

Typischerweise ist bei dieser Form des Vaginismus eine vollständige Penetration trotz wiederholter Versuche physisch unmöglich. Es scheint so, als wäre an der Stelle, an der eigentlich die Vaginalöffnung ist, keine Öffnung vorhanden.

Zwar erweckt es manchmal den Anschein, als ob eine teilweise Penetration möglich wäre, tatsächlich aber drückt die Penisspitze nur in den äußeren, sehr fleischigen Vulvabereich ein und nicht in die Vagina. Dieser Anschein wird erzeugt, weil die Vaginalmuskeln angespannt sind, infolgedessen die Öffnung ungewöhnlich klein erscheint oder nicht vorhanden ist.

Sekundärer Vaginismus

Der sekundäre Vaginismus wird auch als erworbener Vaginismus bezeichnet, der sich irgendwann im Laufe des Lebens entwickelt, und bei dem in der Vergangenheit normaler Geschlechtsverkehr stattfinden konnte.

Diese Art von Vaginismus wird typischerweise durch einen bestimmten Auslöser verursacht. Dies kann eine vorübergehende körperliche Beckenbodenerkrankung, Unterleibsoperation, schwierige Geburt, ein Trauma, eine Harnwegsinfektion, Vergewaltigung oder verringerte Produktion wichtiger Hormone nach den Wechseljahren sein. Auch eine langjährige Geschlechtsverkehrspause zwischen den Partnern kann zu einer anhaltenden Enge führen.

Gibt es einen Unterschied in der Behandlung von primärem und sekundärem Vaginismus?

Die Behandlung der beiden Vaginismus-Formen unterscheidet sich nur wenig. Frauen mit sekundärem Vaginismus können allerdings häufig einige Therapiebausteine auslassen und einen schnelleren Behandlungserfolg erreichen. Dies betrifft insbesondere die Therapieaspekte, die sich mit emotionalen Auslösern befassen. Denn bei diesen Patientinnen liegen in der Regel weniger emotionale Auslöser vor, die dem Vaginismus vorausgingen.

Was verursacht Vaginismus?

Vaginismus wird häufig als ein komplexer psychosomatischer Zustand beschrieben, aber tatsächlich kann Vaginismus überall seinen Ursprung haben wie in einer unangenehmen medizinischen Untersuchung, im Glauben, dass Sex schändlich oder falsch ist, in einer negativen sexuellen Erfahrung, aus Angst vor Schwangerschaft, aufgrund von Beziehungsproblemen, hormonellen Veränderungen oder eines vaginalen Traumas wie eine Geburt oder sexuelle Gewalterfahrung. Bei vielen Betroffenen gibt es keine offensichtliche Ursache, sie kann für immer ein Rätsel bleiben, auch wenn der Vaginismus am Ende vollständig behoben ist. In der Mehrzahl kann der Vaginismus ohne das vollständige Wissen über die Ursache beseitigt werden, in manchen Fällen ist es allerdings zwingend notwendig, die Ursache zu kennen.

Im Zentrum vom Vaginismus steht eine unwillkürliche Muskelverspannung, die ohne eine bewusste Steuerung stattfindet. Das bedeutet, die Verspannung ist nicht absichtlich ausgelöst und kann nicht einfach ohne einen Lösungsprozess gestoppt werden. Im Mittelpunkt steht hier das sogenannte Limbische System, welches eine Überreaktion auslöst und zur unwillkürlichen vaginalen Anspannung führt. Das Limbische System gehört zu den Strukturen innerhalb des Gehirns, die sensorische Informationen wahrnehmen und reaktive Körperfunktionen steuern können.

Sobald das Limbische System verschiedene Formen von Berührung wahrnimmt, spannt sich die Vaginalmuskulatur in einer Überreaktion an. Einige Fachleute beschreiben Vaginismus als eine Art Fluchtreaktion des Beckenbodens samt der umliegenden Muskulatur. Bei Frauen im fortgeschrittenen Alter, die zuvor problemlos Geschlechtsverkehr erleben konnten, entwickelt sich die Überreaktion des Limbischen Systems durch einen Vaginismus-Schmerzzyklus, wenn im Laufe ihres Lebens vorübergehende Probleme im Beckenbereich vorausgegangen sind.
Auch eine erhöhte unterschwellige Angst, dass der Geschlechtsverkehr Schmerzen oder Schäden verursacht, spielt eine Rolle. Das kann beispielsweise nach einer Unterleibsoperation sein, wenn die OP-Narben nicht vollständig verheilt sind. Hier ist die Angst weniger emotional, sondern eine komplexe Erinnerung an das kürzlich Erlebte, das mit Schmerzen einherging.

Bei dieser Kombination aus allgemeiner körperlicher und innerer emotionaler Angst veranlasst das Limbische System die Beckenbodenmuskeln, sich anzuspannen, um vor Schäden oder Schmerzen zu schützen, sobald der Versuch des Geschlechtsverkehrs beginnt.

Die angespannten Muskeln führen dazu, dass dies als unangenehm oder schmerzhaft empfunden wird und sich die Überreaktion des Limbischen Systems verstärkt. In Zukunft reagiert der Körper mit einer noch stärkeren Anspannung – ein Teufelskreis von Anspannung, Angst und Schmerz nimmt seinen Lauf, und Verstand und Körper lernen, dass das, was ursprünglich angenehm war, ab jetzt nicht mehr sicher ist.

Ursachen für eine enge Vagina

Im Laufe des Lebens verändert sich der Körper in allen Bereichen, auch die Vagina ist hiervon nicht ausgenommen. Grundsätzlich ist die Vagina darauf ausgelegt, Sex zu haben und ein Kind zu gebären, und beides führt zu Veränderungen der Vagina. Darüber hinaus gibt es noch weitere Einflüsse, die die Form und Beschaffenheit der Vagina verändern können.

Hormonelle Verhütungsmittel

Bei manchen Frauen kommt es durch die Antibabypille zu einer hormonellen Umstellung, die zu einer trockenen Scheide führt. Wenn dieses Problem immer zu einem bestimmten Zeitpunkt im Monat oder seit dem Wechsel auf ein neues Präparat auftritt, sprechen Sie Ihren Gynäkologen darauf an. Möglicherweise ist der Wechsel auf ein anderes Verhütungsmittel sinnvoll.

Entbindung

Wenn ein Baby geboren wird, bringt dies viele Veränderungen für die Frau mit sich, auch an der Vagina geht eine Geburt nicht spurlos vorbei. Besonders gefürchtet ist der Dammschnitt, der den Scheideneingang für die Geburt vergrößert. Dieser ist nicht nur schmerzhaft, sondern er kann zu Narbengewebe in der Vagina führen und eine Verengung des Beckenbodens verursachen.

Einige Zeit nach der Entbindung ist die Vagina oftmals noch entzündet und fühlt sich wund an. Außerdem entwickelt sich während der Stillzeit ein niedriger Östrogenspiegel, infolgedessen es zu Trockenheit der Scheide kommt.

Hefepilz-Infektion

Hefepilzinfektionen mit Candida albicans, die aufgrund eines Ungleichgewichts von gesunden und krankmachenden Bakterien entstehen, sind weit verbreitet, betreffen häufig den Darm, aber auch die Vagina bleibt hiervon bei vielen Frauen nicht verschont. Pilzinfektionen der Scheide zeigen sich durch vaginales Jucken, Brennen, Stechen und Ausfluss.

Wechseljahre

Die Wechseljahre haben vielschichtige Auswirkungen auf den Körper, dass hiervon auch die Vagina betroffen ist, wird allerdings zu wenig bedacht. Die Ursache liegt im Ungleichgewicht der lebenswichtigen Sexualhormone Progesteron und Östrogen, denn mit zunehmendem Alter werden immer weniger davon produziert, weil die Funktion der Eierstöcke nachlässt. Die bekannteste, hieraus resultierende Folge, ist die Scheidentrockenheit, sodass die natürliche Feuchtigkeit für eine Penetration nicht mehr ausreicht. Feuchtigkeitscremes und Gleitmittel sind dann unverzichtbar.

Erschwerend kommt hinzu, dass sich die Vagina in dieser Lebensphase verkürzen und verengen kann. Dies ist besonders der Fall, wenn kein regelmäßiger Geschlechtsverkehr stattfindet.

Zudem verändert sich auch das Gewebe der Vagina. Es wird dünner, sodass sich die Empfindungen bei der Penetration verändern können.

Krebsbehandlung

Als Folge einer Krebsbehandlung kann eine enge Vagina entstehen. Bei der Behandlung von Gebärmutterhalskrebs erfolgt häufig eine Bestrahlung des Beckens. Hierbei dringen starke Röntgenstrahlen oder Gammastrahlen in den Gebärmutterhals ein, um die Krebszellen abzutöten. Dies geht auch an dem Vaginalgewebe nicht spurlos vorüber, denn durch die Strahlenbehandlung wird dieses gereizt und reagiert mit Entzündungen.

Während des Heilungsprozesses entstehen entlang der Vaginalwand und des Beckenbodens Narben, was zur Verkürzung und Verengung der Vagina führt. Gynäkologische Untersuchungen und sexuelle Aktivitäten sind infolgedessen schmerzhaft.

Psychische Ursachen

Ein Trauma aus der Vergangenheit (z. B. sexueller Missbrauch in der Kindheit) oder eine strenge sexuelle Erziehung können auch im Erwachsenenalter noch einen starken Einfluss haben. Sobald es zu Intimität kommt, reagiert der Körper mit Anspannung der Vaginalmuskulatur, was Geschlechtsverkehr schmerzhaft oder unmöglich macht.

Vaginismus und Dyspareunie

Vaginismus ist durch eine ungewollte, reflexartige Verkrampfung der Beckenbodenmuskulatur rund um die Scheidenöffnung gekennzeichnet. Die Scheide verengt sich dadurch derart, dass das Eindringen von Finger oder Penis, sowie das Einführen von Tampons, Sexspielzeug oder ärztlichen Untersuchungswerkzeugen sehr schmerzhaft bis unmöglich ist.

Die unwillkürliche Verkrampfung der Beckenbodenmuskulatur ist bei einer Dyspareunie nicht zwingend ursächlich. Das Eindringen und Einführen von Gegenständen sind grundsätzlich möglich, wenn auch nicht schmerzfrei.

Eindeutige Unterscheidungen sind in der Regel nur durch eine intensive Suche nach den Ursachen zu treffen. Denn auch bei einer Dyspareunie kann sich die Muskulatur des Beckenbodens verkrampfen, um die äußeren und inneren Geschlechtsorgane der Frau zu schützen, weil beispielsweise Erkrankungen oder Entzündungen vorliegen. Deshalb ist es nicht immer leicht, auf Anhieb die richtige Diagnose zu stellen.
Auch die Art der Schmerzen beim Vaginismus ähnelt denen der Dyspareunie. So werden Brennen, Stechen und generelle Schmerzempfindungen beim Versuch, etwas in die Scheide einzuführen, beschrieben. Ein weiterer Zusammenhang besteht bei den Ursachen für beide Erkrankungsformen. So können organische oder die Vulva betreffende Beschwerden und Erkrankungen ursächlich sein, aber auch psychische Probleme, insbesondere mit der Sexualität oder der individuellen Einstellung dazu. Vaginismus kann auch selbst die Ursache für eine Dyspareunie sein.

Diagnose Vaginismus

Häufig werden sexuelle Schmerzstörungen wie Vaginismus fehldiagnostiziert, falsch oder gar nicht behandelt. Es gibt kein bestimmtes Untersuchungsverfahren, mit dem die Diagnose Vaginismus gestellt werden kann. Für viele betroffene Frauen sind mehrere Besuche bei verschiedenen Ärzten und Spezialisten erforderlich, bevor letztendlich die Diagnose Vaginismus feststeht.

Dies hat einerseits mit der oftmals fehlenden Erfahrung und Initiative des Gynäkologen zu tun, aber auch mit der Scham der betroffenen Frauen, für die es verständlicherweise schwer ist, über ihr Problem zu sprechen.

Ein offenes Gespräch mit einem vertrauensvollen Gynäkologen ist in der Regel die Basis für die Diagnose, sodass eine ausführliche Anamnese und Beschreibung der Schmerzen erfolgt, bevor eine gynäkologische Untersuchung durchgeführt wird. Es ist wichtig, dass auch eine Differentialdiagnose gemacht wird, um mögliche andere Erkrankungen auszuschließen.

Im Anamnesegespräch stellt der Gynäkologe einige wichtige Fragen, um mehr über die Erkrankung herauszufinden. So wird er fragen, ob Sie etwas tolerieren, dass in die Vagina eindringt wie z. B. ein Tampon, ein Finger oder Applikator.

Er wird sich auch danach erkundigen, ob Geschlechtsverkehr möglich ist und ob Sie in der Vergangenheit ein traumatisches sexuelles Erlebnis hatten und ob Sie schon beim Gedanken daran, dass etwas in Ihre Vagina eindringt, Angst bekommen.

Obwohl es nur bei sehr wenigen Frauen vorkommt, dass eine korperllche Ursache für eine vaginale Enge verantwortlich ist, muss ein Gynäkologe diesen Aspekt abklären, was hauptsächlich durch eine gynäkologische Untersuchung erfolgt. Hierdurch kann sich der Arzt einen ersten Eindruck von den körperlichen Reaktionen machen, zudem kann die Untersuchung eine Verdachtsdiagnose auf Vaginismus erhärten. Das ist besonders dann der Fall, wenn es während der Untersuchung zu einer akuten Reaktion der Vagina kommt. Des Weiteren geht es bei der körperlichen Untersuchung um das Auffinden von eventuellen Verletzungen, Entzündungen, Infektionen und Vernarbungen. Je nach Verdacht kommen anschließend weitere Untersuchungsmaßnahmen in Betracht. Hier sind insbesondere Abstriche und Blutuntersuchungen relevant.

Ein großes Problem besteht darin, dass eine gynäkologische Untersuchung bei vielen Frauen mit Vaginismus nur eingeschränkt oder gar nicht möglich ist. Daher kann es in Einzelfällen sinnvoll sein, die Diagnose zunächst anhand der ausführlichen Anamnese zu erstellen und die körperliche Untersuchung auf einen späteren Zeitpunkt zu verschieben.

Diese Vorgehensweise hat auch den Vorteil, dass man in Ruhe darüber nachdenken kann, ob man sich bei diesem Gynäkologen gut aufgehoben fühlt und ein vertrauensvolles Verhältnis besteht.

Vaginismus - Lichen sclerosus und Lichen ruber

Lichen sclerosus und Lichen ruber werden als Autoimmunerkrankungen angesehen. Das lateinische/griechische Wort „Lichen“ bedeutet Flechte und symbolisiert die Art dieser Haut- und Schleimhauterkrankungen, die bei Frauen häufig an den Geschlechtsorganen auftritt. Die Unterscheidung der beiden Krankheitsbilder zeigt sich vor allen Dingen in der Ausprägung und Art der Hautveränderungen bzw. der Flechten.

Diese Autoimmunerkrankungen können eine Rolle bei Vaginismus spielen, insbesondere Patientinnen mit Lichen sclerosus leiden oftmals gleichzeitig unter Dyspareunie und Vulvodynie, die auch durch die langjährigen Beschwerden der Hauterkrankung auftreten können.

Lichen sclerosus (LS) und der Zusammenhang mit Vaginismus

Lichen sclerosus ist die griechische Bezeichnung für eine weiße, harte Flechte. Es handelt sich dabei um eine nicht heilbare, chronisch-entzündliche Hautkrankheit, die in erster Linie bei Frauen im Vulvabereich aufritt. Mitunter sind auch Damm, der Anusbereich und die Gesäßfalte von LS betroffen.
Seltener zeigt sich die Erkrankung, die generell überall am Körper entstehen kann, sich jedoch überwiegend an den äußeren Geschlechtsorganen bemerkbar macht, bei Männern und Kindern.

Lichen sclerosus fällt nicht unter die Geschlechtskrankheiten und ist auch nicht ansteckend. Die Erkrankung wird als Autoimmunkrankheit definiert, da körpereigene Zellen das Bindegewebe der Unterhaut an den äußeren Genitalien zerstören, woraus eine Gefäßentzündung resultiert. Es entstehen Reizungen an der Haut, die extrem empfindlich wird. Auch offene und verschorfte Stellen können sich bilden.

Als Krankheitssymptome sind Brennen, Jucken, die Entstehung von Rissen beim Geschlechtsverkehr, Verklebungen der Haut zu nennen, die über einen langen Zeitraum in unregelmäßigen Intervallen auftreten und sich mit symptomfreien Phasen abwechseln. Im späteren Verlauf entstehen weiße, erhabene Flecken, Fissuren, Schrumpfungen und Narben, die Haut wird dünner und empfindlicher.

Bei Frauen können sich die kleinen Schamlippen zurückbilden, die Vorhaut der Klitoris verliert an Elastizität und hängt komplett über der Klitorisperle. Scheideneingang und Harnröhre verengen sich, was dem Vaginismus zusätzlich Vorschub leistet. In seltenen Fällen verschwinden durch die fortlaufenden Veränderungen die Formen und Strukturen der weiblichen, äußeren Geschlechtsorgane.

Lichen sclerosus hat unbehandelt tiefgreifende Auswirkungen auf das weibliche Genital und die Psyche. Abgesehen von den Symptomen, die das Einführen von Tampon, Finger, Penis sowie Geschlechtsverkehr unmöglich machen, kommen Scham und Verlust des Selbstwertgefühls hinzu. Verspannungen und Verkrampfungen des Beckenbodens, die den Vaginismus kennzeichnen, sind an der Tagesordnung. In der medizinischen Praxis leiden nicht wenige Patientinnen, die mit Lichen sclerosus zu kämpfen haben, auch gleichzeitig an Dyspareunie und Vulvodynie, die ebenfalls in vielfältiger Weise zum Vaginismus beitragen.

Die Früherkennung ist bei LS von großer Bedeutung, denn die entstandenen Hautveränderungen sind nicht mehr zu beheben. Die Krankheit ist zwar unheilbar, aber eine Therapie im frühen Stadium schützt vor irreversiblen Hautschäden und beugt einer weiteren Ausbreitung mit Folgen relativ gut vor. Eine rechtzeitige Behandlung senkt zudem deutlich das Hautkrebsrisiko.

Leider wird Lichen sclerosus aufgrund der ähnlichen Symptome oft mit Pilzinfektionen, Ekzemen und Allergien verwechselt. Richtige Ansprechpartner für die Diagnose sind in diesem Fall Gynäkologen, Dermatologen und Proktologen, die auch unabhängig voneinander eine Beurteilung vornehmen können. Die Entnahme von Gewebe (Biopsie) stellt die sicherste Art der Diagnose dar.

Die Behandlung von LS erfolgt mit corticoidhaltigen Salben, welche den Juckreiz besänftigen und die Entzündung zum Abklingen bringen. Sie werden auf die entsprechenden Hautbereiche aufgetragen. Bei der Mehrzahl der LS-Patientinnen kann damit die Beschwerdefreiheit erreicht werden. Stellt sich der Behandlungserfolg durch die lokal aufgetragenen Salben nicht ein, ist als weitere Option die Injektion von Cortison direkt in die betroffenen Hautareale möglich. Salben, die immununterdrückend wirken, kommen als Maßnahme mitunter auch in Frage. Sind die Hautveränderungen sehr stark ausgeprägt, kann eine Operation erforderlich werden.

Die psychische Belastung, auch im Hinblick auf die Sexualität, ist zuweilen sehr groß, was eine entsprechende Therapie notwendig macht, um mit der Erkrankung besser zurechtzukommen.

Lichen ruber planus und der Zusammenhang mit Vaginismus

Lichen ruber, heute meist Lichen planus ruber oder einfach Lichen planus genannt, bezeichnet eine Knötchenflechte und wird ebenfalls als Autoimmunerkrankung angesehen. Diese Krankheit breitet sich auf Haut und Schleimhaut aus, betroffen sind meist die Genitalien, Handinnenflächen oder der Mund. Die Ursachen dieser chronischen, entzündlichen Hauterkrankung liegen im Dunkeln.

Charakteristisch für Lichen ruber planus im Genitalbereich oder im Mund sind Hautbereiche mit weißen, feinen und netzartigen Zeichnungen, die brennen und schmerzen. Auch Rötungen und weißgraue Verfärbungen gehören zu den äußerlich sichtbaren Symptomen. Die Krankheit tritt hauptsächlich bei Menschen zwischen 30 und 60 Jahren auf, unabhängig vom Geschlecht. Lichen planus genital betrifft bei Frauen die kleinen, inneren Schamlippen, Scheideneingang und Scheide.

Die Schamlippen sowie der Scheideneingang können bei der chronisch fortschreitenden Krankheit schrumpfen, auch Vernarbungen sind möglich.

Am Scheideneingang und in der Scheide können sich extrem wunde und schmerzhafte Areale bilden, die Geschlechtsverkehr unmöglich machen. Zudem ist das Risiko für Hautkrebs bei dieser Erkrankung um ca. 5 % erhöht. Daher ist bei Lichen ruber planus, ebenso wie bei LS, eine frühzeitige Erkennung und Behandlung wichtig. Die Unterscheidung zwischen den beiden

Erkrankungen ist in der Praxis, auch durch eine Gewebeprobe, nicht immer eindeutig zu treffen.

Entzündungsreaktionen im Genitalbereich wie Lichen ruber planus verhindern durch die brennenden Schmerzen in der Scheide den Geschlechtsakt, aber auch das Einführen von Tampon, Finger oder Untersuchungsinstrumenten. Die Beckenbodenmuskulatur bleibt hier dauerhaft stark angespannt, um eine Art Schutzmechanismus zu bilden. Behandelt wird die Erkrankung ebenfalls mit Cortisonsalben oder im Rahmen einer speziellen, systemischen Cortisontherapie. Begleitend und lindernd ist eine optimale Pflege mit reizstofffreien Fettcremes oder Ölen angeraten.

Schwangerschaft und Vaginismus

Frauen mit Kinderwunsch und Vaginismus erleben einen besonders stark ausgeprägten Leidensdruck, besonders dann, wenn die biologische Uhr immer lauter tickt. So ist der Kinderwunsch bei einigen Frauen sogar der Hauptmotivator, eine Vaginismus-Therapie zu beginnen.

Auf den ersten Blick scheint es unmöglich, aber die gute Nachricht lautet – auch Frauen mit Vaginismus müssen nicht kinderlos bleiben, denn es ist tatsächlich machbar, trotzdem schwanger zu werden und ein Kind zu gebären.

Wann immer möglich, sollten Frauen an der Überwindung ihres Vaginismus arbeiten, bevor sie andere Wege beschreiten, um schwanger zu werden. In den meisten Fällen kann der Vaginismus innerhalb eines überschaubaren Zeitfensters überwunden werden, sodass die Paare durch normalen Geschlechtsverkehr schwanger werden können. Dies trägt zu einer entspannteren Schwangerschaft bei, und fördert die Paarbeziehung. Auch ist zu berücksichtigen, dass es bei Frauen mit Vaginismus zu Schwierigkeiten kommen kann, wenn prä- und postnatale Eingriffe notwendig werden. Daher sollte zunächst immer versucht werden, den Vaginismus im Vorfeld zu beheben.
Gelingt dies nicht, stehen verschiedene Methoden außerhalb von Geschlechtsverkehr zur Verfügung.

Wie wird man schwanger trotz Vaginismus?

Grundsätzlich gibt es mehrere Optionen der Empfängnishilfe für Frauen, die keine normalen Empfängnismöglichkeiten haben. Die Behandlung mit Botulismustoxin, auch als Botox bekannt, ist eine davon. Botox ist in der Regel nebenwirkungsfrei und Frauen, die aufgrund ihres Vaginismus damit behandelt werden, können gesunde Babys gebären.
Eine andere Möglichkeit besteht darin, dass der Partner in ein Gefäß ejakuliert. Das Sperma wird anschließend in einer Spritze aufgezogen und vaginal eingeführt.

Wie ist Schwangerschaftsvorsorge möglich?

Einige, aber nicht alle Frauen, die von Vaginismus betroffen sind, verkrampfen bereits bei einfachen gynäkologischen Routineuntersuchungen. Deswegen stellt die Schwangerschaftsvorsorge in diesen Fällen immer eine besondere Herausforderung dar, wenn der Vaginismus zuvor nicht erfolgreich behandelt wurde. Beckenuntersuchungen vor und nach der Entbindung, vaginale Ultraschalluntersuchungen und andere notwendige Eingriffe können zu Problemen führen.

Kommt es zu Problemen bei der Geburt?

Der eigentliche vaginale Entbindungsprozess wird durch den Vaginismus nicht behindert. Die Geburt wird in der Regel genauso natürlich erlebt wie von Frauen, die nicht von Vaginismus betroffen sind. Kommt es jedoch während der Geburt zu Komplikationen, können Schwierigkeiten bei evtl. notwendigen medizinischen Eingriffen auftreten.

Verschwindet Vaginismus durch eine Geburt?

Einige Frauen haben die große Hoffnung, dass sich der Vaginismus durch eine vaginale Geburt zurückbildet, da sich hierdurch die Scheidenöffnung dehnt. Tatsächlich kommt es durch den Geburtsvorgang in manchen Fällen zu einer leichten Verbesserung, meistens tritt der Vaginismus jedoch in genau der gleichen Schwere wieder auf wie vor der Geburt, wenn er zuvor nicht erfolgreich behandelt wurde. Führt die Geburt zu einem zusätzlichen Trauma, kann sich der Zustand sogar noch verschlechtern.

Schwangerschaft und Vaginismus vor 100 Jahren

Liest man die Erfahrungen von Frauen mit Vaginismus Anfang des 20. Jahrhunderts, kann man über die heutigen Fortschritte dankbar sein. Wenn damals trotz Vaginismus ein starker Kinderwunsch bestand, wurde Geschlechtsverkehr unter Einsatz von Äther vollzogen, wodurch die Frauen narkotisiert wurden. Nicht immer führte diese Methode zu dem erhofften Erfolg, denn dieser furchterregende Anblick der narkotisierten Ehefrau wirkte auf die meisten Männer schockierend, sodass das geplante Vorhaben nicht gelang. Kam es trotzdem zur erhofften Schwangerschaft, wurden die hieraus resultierenden Kinder als „Ätherkinder" bezeichnet.

Kann Vaginismus durch eine Geburt verursacht werden?

Normalerweise löst eine Geburt keinen Vaginismus aus. Kommt es während der Geburt jedoch zu Komplikationen, und wird die Geburt als körperliches oder emotionales Trauma erlebt, dann kann hierdurch tatsächlich Vaginismus entstehen.

Nach einer Geburt kann Geschlechtsverkehr in den ersten Wochen schwierig und schmerzhaft sein. Dammschnitt, Dammrisse und vaginale geburtsbedingte Blutergüsse hinterlassen Spuren und brauchen eine gewisse Zeit, bis die Heilung abgeschlossen ist.

Zu bedenken ist auch eine mögliche vaginale Trockenheit, die als Folge von hormonellen Veränderungen aufgrund der Schwangerschaft und Stillzeit auftreten kann und Geschlechtsverkehr schmerzhaft macht.

Dauern die vaginale Empfindlichkeit und Penetrationsschwierigkeiten über einen längeren Zeitraum an, sollten weitergehende Untersuchungen erfolgen, gegebenenfalls ist auch Vaginismus abzuklären.

Vaginismusbehandlung während der Schwangerschaft?

Eine Vaginismusbehandlung während der Schwangerschaft ist grundsätzlich möglich, aber nicht zu empfehlen. Die meisten Frauen in dieser Situation bringen ihr Kind durch Kaiserschnitt zur Welt, wenngleich dies nicht zwingend notwendig ist, denn während der Geburt ist der Körper – und hier insbesondere der Beckenboden – im absoluten Ausnahmezustand.

Fachleute empfehlen, die Vaginismustherapie erst nach Beendigung der Stillzeit zu starten.

Medikamente zur Behandlung von Vaginismus

Lidocain

Lidocain ist hauptsächlich bekannt als Medikament bei Herzrhythmusstörungen, aber es ist auch ein lokales Betäubungsmittel (Lokalanästhetikum). Es wird lokal aufgetragen und nahezu in allen Körperbereichen zur Schmerzstillung eingesetzt, denn es vermindert die Schmerzleitung an das Gehirn.

Vor kleinen chirurgischen Eingriffen wie beispielsweise beim Einführen von Kathetern oder Endoskopen wird Lidocain auf die jeweilige Hautregion aufgetragen, um derartige Prozeduren angenehmer zu gestalten. Schon wenige Minuten nach der Verabreichung setzt die Wirkung ein, denn der Wirkstoff muss nicht zentral wirken, sondern nur an den örtlichen Nerven. Die lokal wirkende Betäubung dauert ungefähr 2 Stunden lang an.

Lidocain ist in Gelform erhältlich und wird bei Vaginismus auf die Schleimhaut der Vagina aufgetragen. Es dringt nur in die Hautschichten ein und geht somit nur in geringen Mengen in den Blutkreislauf über. Wird das Gel jedoch auf offene Wunden aufgetragen, gelangt ein zu großer Anteil in den Blutkreislauf und kann hier toxisch wirken. Insofern sollte Lidocain-Gel stets nur auf intakter Haut eingesetzt werden.

Nebenwirkungen sind bei geringer Dosierung in der Regel nur örtlich begrenzt. Leichte allergische Reaktionen äußern sich durch Juckreiz, Rötungen oder Schwellungen. Höhere Dosierungen führen zum Absinken des Blutdrucks und Schwindelanfällen. Treten Schwellungen auf, zeigen sich diese besonders im Bereich der Atemwege, was zu Komplikationen führen kann.

Diazepam-Zäpfchen

Diazepam ist ein psychoaktiv wirksamer Arzneistoff, der ursprünglich unter dem Handelsnamen Valium vermarktet wurde. Der Wirkstoff ist eigentlich ein Tranquilizer aus der Gruppe der Benzodiazepine. Er wird als Beruhigungsmittel verwendet, aber er wirkt auch muskelentspannend, krampflösend und angstlösend.

Es mag etwas übertrieben klingen, Valium bzw. Diazepam bei einer Indikation wie Vaginismus anzuwenden, aber wenn der Leidensdruck hoch ist und andere Therapieoptionen erfolglos verlaufen, kann es tatsächlich eine Option sein. Schon viele Frauen mit Vaginismus haben gute Erfahrung mit Diazepam-Zäpfchen gemacht, gerade in der Anfangsphase der Dilatoren-Behandlung.

Die Wirkung ist wohl nicht auf Dauer, aber für einen Zeitraum von ein bis zwei Monaten können die Präparate eine große Hilfe dabei sein, das Gehirn umzuprogrammieren, damit dieses nicht ständig mit Schmerzen rechnen muss.

Diazepam ist verschreibungspflichtig und darf nur auf Anweisung des Arztes eingenommen werden und kann bei entsprechender Indikation verordnet werden.

Vaginismus und Wechseljahre

Ungefähr ab dem 40. Lebensjahr wird die Produktion von Östrogenen und Gestagenen in den Eierstöcken allmählich reduziert. Diese beiden Hormongruppen stellen die wichtigsten Klassen weiblicher Geschlechtshormone dar, durch welche der weibliche Zyklus reguliert wird.

Da diese hormonelle Regulierung auf einem fein abgestimmten Regelkreis zwischen der Hypophyse (Hirnanhangdrüse) und den Eierstöcken beruht, entsteht durch das Absinken des Hormonspiegels ein Ungleichgewicht im Hormonhaushalt des Körpers. So kommt es nun nicht mehr zu einer regelmäßig eintretenden Monatsblutung und zur Produktion einer reifen Eizelle pro Monat. Die Phase, in der diese Hormonveränderungen vor sich gehen, wird als Prämenopause bezeichnet. Diese fällt in der Regel in den Zeitraum zwischen dem 40. und dem 50. Lebensjahr.

Die nachfolgende Phase bezeichnet man als Perimenopause. Es handelt sich dabei sozusagen um die „Hochphase" der Wechseljahre. Sie dauert im

Durchschnitt sechs bis sieben Jahre an. In dieser Zeit nimmt die Produktion von Östrogenen deutlich ab, wobei die Produktion des Gestagens sogar ganz eingestellt wird. Infolgedessen kommt es nunmehr zu deutlich ausgeprägten Unregelmäßigkeiten im Zyklus, bis die Regelblutungen schließlich ganz ausbleiben.

Dabei erfolgt die letzte Monatsblutung meist um das 51. Lebensjahr. Diese Phase wird medizinisch als Menopause bezeichnet. Von einer Menopause spricht man aber erst dann, wenn für die Dauer von einem Jahr keine weitere Monatsblutung mehr erfolgt. Folglich lässt sich der genaue Zeitpunkt der Menopause erst im Rückblick (im durchschnittlichen Alter von 52 Jahren) feststellen. Da in dieser Phase die Bildung von Gestagenen schneller eingestellt wird als die von Östrogenen, schwankt das Verhältnis zwischen Progesteron und Östrogenen ständig.

Durch dieses anhaltende starke Ungleichgewicht können bei den betroffenen Frauen Beschwerden wie Hitzewallungen, Herzrasen, Stimmungsschwankungen, Nervosität und Gereiztheit auftreten. Außerdem hat der Östrogenmangel auch nachteilige Auswirkungen auf den Calciumhaushalt: Die Knochendichte nimmt ab, sodass eine vermehrte Gefahr von Osteoporose gegeben ist. Die Perimenopause dauert so lange an, bis sich der Hormonhaushalt schließlich stabilisiert hat. Sobald sich der Hormonspiegel auf ein bestimmtes Niveau eingependelt hat, lassen auch die klimakterischen Beschwerden nach.

Damit beginnt die Postmenopause. Dieser Abschnitt setzt in der Zeit von ungefähr einem Jahr nach der Menopause ein und dauert etwa bis zum 65. Lebensjahr. In dieser Zeit werden praktisch keine Östrogene mehr produziert. Allerdings erfolgt auch weiterhin die Produktion männlicher Hormone, die in geringen Mengen auch im weiblichen Körper gebildet werden. Da sich aber nun das Verhältnis von weiblichen und männlichen Sexualhormonen verändert, d. h. der relative Anteil der männlichen Hormone erhöht wird, hat dieses Übergewicht typischerweise eine „Vermännlichung" zur Folge. Diese lässt sich beispielsweise an einem veränderten Haarwuchs ablesen, also dem vermehrten Auftreten von „männlicher” Gesichtsbehaarung, wie etwa einem Damenbart.

Andererseits kommt es in einer für Männer typischen Weise zu einem vermehrten Ausfallen des Kopfhaares. Und auch die Verteilung des Fettgewebes verändert sich: Statt der für Frauen charakteristischen Fettgewebeverteilung an Hüften und Gesäß setzt sich Fett nun eher in der für Männer typischen Art am Bauch an. Insgesamt kann der Zeitraum der Wechseljahre 10 bis 15 Jahre lang andauern.

Physiologische Beschwerden

Die Wechseljahre sind ein physiologischer Umstellungsprozess, der zwar ganz natürlich ist, aber von vielen Frauen als belastend erlebt wird. Die klimakterisch bedingten Beschwerden werden von den betroffenen Frauen unterschiedlich wahrgenommen, bei 35 % der Frauen sind sie nur schwach ausgeprägt, bei 35 % zeigen sie sich in moderater Ausprägung, 25 % haben starke und 5 % sehr stark ausgeprägte Beschwerden, sodass ihre Arbeitsfähigkeit sogar eingeschränkt oder gar nicht mehr vorhanden ist. Lediglich 10 % der Frauen in der Peri- und Postmenopause sind beschwerdefrei.

Unregelmäßigkeiten in der Temperaturregulierung sind ein Symptom, das fast alle Frauen erleben. Diese machen sich in Form von Hitzewallungen, Schweißausbrüchen oder Rotwerden bemerkbar. Auch diverse vegetative Veränderungen, also Veränderungen des Nervensystems, können durch die entgegengesetzten Effekte von Progesteron und Östrogenen auftreten. Da das vegetative Nervensystem für die Steuerung unwillkürlicher Körperfunktionen wie des Herzschlages, der Verdauung, des Atmungsvorganges sowie sämtlicher Stoffwechselvorgänge zuständig ist, kommt es bei vielen Frauen zu Herzrasen, vermehrter Nervosität und Reizbarkeit, Schlafstörungen oder Stimmungsschwankungen.

Außerdem wirkt sich der Östrogenmangel auch auf die weiblichen Geschlechtsorgane aus, sodass es zu Scheidentrockenheit und Blasenschwäche kommen kann. Oft treten auch Veränderungen der Sexualität auf, die sich beispielsweise in einer verminderten sexuellen Lust äußern. Zwar ist die Orgasmusfähigkeit als solche nicht von den Wechseljahren betroffen, aber bei vielen Frauen bewirken Abgeschlagenheit und Hitzewallungen, dass sie weniger Lust auf Sex haben. Es gibt aber durchaus auch Frauen, die die Wechseljahre als eine Zeit größerer sexueller Freiheit erleben: Da nun nicht mehr die Möglichkeit einer Schwangerschaft besteht, muss sich Frau keine Gedanken mehr um Verhütungsmethoden machen.

Hormontherapie oder alternative Heilverfahren?

Es gibt verschiedene Behandlungsoptionen für Wechseljahresbeschwerden. Hier stellen die Behandlung mit pflanzlichen Präparaten und die Hormontherapie die beiden Haupttherapiewege dar. Betroffene Frauen sollten sich gründlich über alle Möglichkeiten informieren, um die eventuell auftretenden Risiken der jeweiligen Therapie zu kennen und für die persönliche Situation abwägen zu können.

Hormontherapie

Ob eine Hormontherapie zur Behandlung von Wechseljahresbeschwerden empfehlenswert ist, ist noch immer ein umstrittenes Thema. Da eine Hormonbehandlung auch Risiken mit sich bringt, sollte diese Entscheidung in jedem Fall genau abgewogen werden. Denn es ist längst kein Geheimnis mehr, dass eine Hormonbehandlung ein erhöhtes Risiko für Brustkrebs mit sich bringt. Untersuchungen kamen zu dem Ergebnis, dass Frauen, die mehr als 20 Jahre lang Hormone einnahmen, im Vergleich zu anderen Frauen zu 42 % häufiger an Brustkrebs erkrankten. Das ist darauf zurückzuführen, dass Östrogen das Zellwachstum anregt - was auch für Tumorzellen gilt.
Da aber bei Frauen, die mit sehr starken Wechseljahresbeschwerden zu kämpfen haben, mit Hilfe von pflanzlichen Mitteln in der Regel keine ausreichende Linderung erreicht wird, kann eine Hormonbehandlung trotz allem die bessere Behandlungsmethode darstellen.

Grundsätzlich sollte man mit möglichst niedrigen Dosierungen beginnen und diese nur allmählich steigern bis die Beschwerden abklingen. Im Hinblick auf die möglichen negativen Nebenwirkungen sollte die Therapie so kurz wie möglich gehalten werden.

Von einer Hormontherapie ist abzuraten, wenn eine angeborene Blutgerinnungsstörung vorliegt. In diesem Fall ist eine erhöhte Gefahr von Thrombosebildung gegeben. Auch Frauen, die unter einer Lebererkrankung leiden, sollten von der Einnahme von Hormontabletten absehen, da dies eine zusätzliche Belastung der Leber bedeutet. Hier besteht die Möglichkeit, Hormonpflaster einzusetzen, bei denen die Abgabe der Hormone in den Blutkreislauf direkt über die Haut erfolgt. So wird der Weg über die Leber umgangen und die Leber wird geschont. Ebenso sollte bei einer akuten Venenentzündung, nach einer Brustkrebserkrankung oder bei Raucherinnen von einer Hormonbehandlung abgesehen werden.

Hormonpräparate stehen heute in verschiedenen Formen zur Verfügung - als Tabletten, Pflaster, Gels, Spritzen, Nasensprays, Salben und Zäpfchen.

Pflanzliche Mittel

Bei eher leichten Wechseljahresbeschwerden stellt die Behandlung mit Phytoöstrogenen eine gute und schonende Therapieoption dar. Dabei handelt es sich um pflanzliche Stoffe, die den körpereigenen Östrogenen ähneln und so eine harmonisierende und lindernde Wirkung entfalten. Hier sind vor allem Präparate aus Traubensilberkerze, Soja und Rotklee zu nennen. Sie sind in der Regel gut verträglich, haben aber den Nachteil, dass sie die erwünschte Wirkung erst nach mehreren Wochen zeigen. Und sie wirken auch nur, wenn sie über einen längeren Zeitraum hinweg regelmäßig eingenommen werden und ausreichend hoch dosiert sind. Grundsätzlich wird bei der Selbstmedikation mit pflanzlichen Präparaten ein halbjährlicher Routinebesuch beim Arzt empfohlen.

Die *Traubensilberkerze* kommt ursprünglich aus Nordamerika und wurde dort schon von den Indianern als Heilpflanze bei Frauenleiden eingesetzt. Die Wirkung tritt nach 2 bis 4 Wochen ein. Traubensilberkerze sollte nicht während der Schwangerschaft und Stillzeit angewendet werden. Wenn eine hormonsensitive Erkrankung vorliegt, wie beispielsweise Brust-, Gebärmutter-, oder Eierstockkrebs, sollte Traubensilberkerze nicht oder nur nach Absprache mit dem behandelnden Arzt erfolgen.

Rotklee ist eine wildwachsende Wiesenpflanze, die traditionell bei der Behandlung von Hautkrankheiten verwendet wird. Der Einsatz von Rotklee-Blattextrakten bei Wechseljahresbeschwerden ist erst seit einigen Jahren üblich. Bei hormonabhängigen Tumoren ist in jedem Fall eine Rücksprache mit dem behandelnden Arzt erforderlich.

Vaginismus und vaginale Atrophie

Schmerzen beim Geschlechtsverkehr können bei Frauen in allen Lebensabschnitten auftreten. Sogar Frauen, die zuvor viele Jahre lang problemlos Sex hatten, können im Laufe ihres Lebens Vaginismus erleiden. Das betrifft insbesondere Frauen mit einer vaginalen Atrophie, die in der Regel durch die Wechseljahre ausgelöst wird und als Folge der nachlassenden Östrogenproduktion entsteht.

Durch das Einsetzen der Wechseljahre produzieren die Eierstöcke immer weniger Östrogene, der Östrogenspiegel sinkt um bis zu 85 %. Klinisch manifestiert sich die Atrophie und damit der Vaginismus in der späten Postmenopause, also 4 -5 Jahre nach der Menopause.

Auch jüngere Frauen können eine vaginale Atrophie erleiden, wenn es zu hormonellen Veränderungen in Form eines verminderten Östrogenspiegels kommt. Dies ist durch hormonelle Verhütungsmittel, Schwangerschaft, Entfernung der Eierstöcke oder eine Krebsbehandlung möglich. Eine stark ausgeprägte Trockenheit der Vagina ist normalerweise das erste Anzeichen, sie beginnt häufig schon ein paar Jahre vor Beginn der Menopause.

Was ist eine vaginale Atrophie?

Eine vaginale Atrophie wird umgangssprachlich auch als vaginales Altern bezeichnet. Damit ist die Rückbildung der Vagina und der Epithelfalten gemeint, einem mehrschichtigen, unverhornten Gewebe an der Scheidenwand. Die Dicke dieses Plattenepithel hängt stark vom Hormonspiegel ab.

Während Östrogen für einen Zellaufbau und eine vermehrte Glykogenspeicherung in den Zellen sorgt, wirkt Progesteron dem Zellaufbau entgegen.

Die Vaginalwände werden dünner, entwickeln sich zu einer glatten Oberfläche, sind weniger elastisch und verletzlicher. Auch die schleimige Gleitflüssigkeit, die als vaginale Lubrikation bezeichnet wird, lässt spürbar nach, was den Vaginismus anfeuert. Der Östrogenmangel führt nicht nur zu einer Veränderung der Vagina, sondern auch die Harnröhre und die Beckenbodenmuskulatur können betroffen sein.

Eine vaginale Atrophie muss nicht zwangsläufig Probleme mit sich bringen, aber Schätzungen gehen davon aus, dass bis zu 50 % aller postmenopausalen Frauen unter den Folgen dieser körperlichen Veränderung leiden. Körperlich und emotional ist dieser Zustand sehr belastend, was häufig das Sexualleben einschränkt oder dieses sogar zum Erliegen bringt. Sucht man als betroffene Frau nach ärztlicher Hilfe, steht man vor dem nächsten Problem, denn die meisten Ärzte haben auf dieses Thema keine Antwort. Im Praxisalltag spielt die vaginale Atrophie kaum eine Rolle, Experten gehen sogar davon aus, dass die vaginale Atrophie unterdiagnostiziert ist. Infolgedessen sind die meisten Frauen tatsächlich völlig auf sich allein gestellt. Wird eine vaginale Atrophie nicht diagnostiziert und behandelt, und versucht eine Frau in diesem Zustand weiterhin, Geschlechtsverkehr zu haben, ist dies ohne Schmerzen kaum möglich. Symptome, wie sie bei Vaginismus auftreten, lassen dann nicht lange auf sich warten. In diesen Fällen müssen nicht nur der Vaginismus, sondern auch die vaginale Atrophie behandelt werden, andernfalls ist es kaum möglich, den Vaginismus zu besiegen.

Diagnose der vaginalen Atrophie

Die Diagnostik der vaginalen Atrophie gehört in die Hände eines Gynäkologen, der dieses Krankheitsbild kennt und Erfahrungen bei der Behandlung hat. Am Anfang der Diagnose steht eine ausführliche Patientenbefragung, um eine andere Erkrankung mit ähnlichen Symptomen abgrenzen zu können. Hierbei geht es um die konkrete Beschreibung der vorhandenen Symptome.

Der Arzt wird möglicherweise folgende Fragen stellen:

Seit wann bestehen die Symptome?

Haben Sie kürzlich ein Kind bekommen?

Sind Sie in den Wechseljahren?

Leiden Sie unter Ausfluss?

Ist schmerzfreier Geschlechtsverkehr möglich?

Verwenden Sie Gleitmittel oder Feuchtigkeitscremes?

Sind Blutungen oder Schmierblutungen aufgetreten?

Anschließend erfolgt eine gynäkologische Untersuchung mit einem Spekulum, um zu sehen wie die Vagina und die Beschaffenheit der Scheidenwand aussieht. Klassische Anzeichen einer Atrophie sind eine dünne Scheidenwand, die punktförmige oder auch großflächige Blutungen aufweist. Typischerweise zeigen sich zudem eine weißliche Verfärbung der Vagina und dünne Venengeflechte, die durch die dünne Scheidenhaut hindurchschimmern.

Die Vagina ist verkürzt oder verengt und weist Trockenheit, Rötungen und/oder Schwellungen auf. Die Dehnbarkeit der Haut ist stark beeinträchtigt, auch sind kleine Risse in der Nähe der Vaginalöffnung und eine spärliche Schambehaarung nicht selten.

Zellen, die sich im Scheidenepithel befinden, sind normalerweise locker und beweglich angeordnet, was das Durchdringen von Gewebsflüssigkeit in die Vagina möglich macht. Das Plattenepithel der Vagina enthält keine Drüsen, sodass das Scheidensekret ausschließlich aus Sekret der Gebärmutter, aus abgeschilferten Zellen und Feuchtigkeit besteht, die aus den Zellen der Scheidenwand austritt.

Das Scheidenepithel ist jahrzehntelang hormonellen Einflüssen ausgesetzt, sei es während des Menstruationszyklusses oder einer Schwangerschaft, wenn es darum geht, dass eine zunehmende Schichtdicke als Schutz für die Geburtsphase dient. Hormonelle Veränderungen in den Wechseljahren führen zu einer spürbaren Verringerung der Schichtdicke der Vaginalwand und damit auch deren Belastbarkeit. Auch die Produktion des Scheidensekrets nimmt ab, was nicht nur die Verletzlichkeit der Scheidenwand erhöht, sondern auch die Trockenheit. Schmerzen beim Geschlechtsverkehr, Juckreiz, Brennen, Blutungen und ein erhöhtes Infektionsrisiko sind weitere Folgen.

In der zytologischen Diagnostik einer vaginalen Atrophie wird der sogenannte Vaginale Maturationsindex (VMI) als Standardscore herangezogen.
Dieser beschreibt das relative Verhältnis von Parabasal- und Intermediärzellen zu den superfiziellen Zellen des Vaginalepithels. Als physiologischer Befund gilt ein Anteil von > 15 % an Superfizialzellen, bei postmenopausalen Zellen liegt der Wert < 5 %.

Ergänzend im Rahmen der Diagnostik kann auch ein lokaler Hormonstatus herangezogen werden, der ein wichtiger Indikator für die Diagnostik der vaginalen Atrophie ist. Hierfür werden die Veränderungen des vaginalen Reifungsindexes überprüft, die Aussagen über das Verhältnis der Oberflächenzellen zu den tiefergelegenen Zellen zulassen.

Einen weiteren Hinweis auf eine vaginale Atrophie ermöglicht die Bestimmung des pH-Wertes der Vagina. Üblicherweise liegt dieser in einem schwach sauren bis neutralen Bereich, in der Postmenopause jedoch verschiebt er sich in den Bereich von 6,0 bis 8,0, was der behandelnde Arzt mithilfe eines Indikatorstreifens testen kann.

Zurückzuführen ist die Veränderung des pH-Wertes auf das fehlende Glykogen an der Vaginaloberfläche, welches eigentlich als Nährboden für Laktobazillen benötigt wird, aber aufgrund des abgeflachten Scheidenepithels als Folge der nachlassenden Östrogenproduktion nicht ausreichend vorhanden ist.

Um eine Infektion auszuschließen, entnimmt der Gynäkologe eine Zellprobe, die anschließend in einem Labor z. B. bezüglich Chlamydien, Tripper, Genitalwarzen, Lichen sclerosus oder Lichen ruber untersucht wird.

Wichtige Fragen zur vaginalen Atrophie

Wann besteht der Verdacht auf vaginale Atrophie?

Symptome wie Brennen, Jucken, Schmerzen, Scheidentrockenheit, häufige Harnwegsinfektionen, Ausfluss oder Blutungen können wichtige Hinweise auf eine vaginale Atrophie sein.

Bei mir wurde vaginale Atrophie diagnostiziert – was erwartet mich nun?

Es ist nicht nötig, mit den Unannehmlichkeiten einer vaginalen Atrophie zu leben. Mit der richtigen Diagnose und Behandlung kann man sie sehr gut in den Griff bekommen. Durch die Therapie erfolgt eine Wiederherstellung eines gesunden pH-Wertes und bakteriellen Gleichgewichts. Auch Juckreiz, Brennen und häufige Infektionen der Harnwege werden hierdurch gelindert.

Kann sich eine vaginale Atrophie verschlimmern?

Je frühzeitiger die vaginale Atrophie behandelt wird, umso unwahrscheinlicher wird es, dass sie sich verschlimmert. Je länger jedoch ein Östrogenmangel besteht, umso trockener wird die Vagina.

Wenn die Atrophie sehr stark fortgeschritten ist, kann dies zu einer deutlichen Verengung der Vaginalöffnung führen, und wenn die Behandlung in einem so späten Stadium eingeleitet wird, kann es schwieriger und langwieriger werden, die Atrophie zu behandeln.

Wie lebt es sich mit einer vaginalen Atrophie?

Eine vaginale Atrophie ist sehr belastend und beeinflusst die Lebensqualität in mehrfacher Hinsicht, denn das Sexualleben wird aufgrund von Schmerzen, Trockenheit, Juckreiz und Brennen beeinträchtigt. Zudem sind häufige Toilettengänge, Probleme beim Wasserlassen und wiederkehrende Harnwegsinfektionen weit verbreitet.

Vaginale Atrophie – kaum bekannt im Praxisalltag

Vaginale Atrophie ist ein häufig vorkommendes Problem und betrifft die Hälfte aller Frauen jenseits der Wechseljahre, umso erstaunlicher ist es, dass sich für dieses Thema niemand richtig zuständig fühlt und es im Praxisalltag kaum stattfindet.

So fehlt es hier an entsprechendem Fachwissen bezüglich der Diagnostik, Ursachen und Behandlungsmöglichkeiten. Erschwerend kommt hinzu, dass es den meisten betroffenen Frauen unangenehm ist, über ihr Problem zu sprechen. Ergreift der behandelnde Gynäkologe nicht die Initiative und spricht das Thema an, bleiben eine Diagnose und eine entsprechende Behandlung womöglich aus.

Experten gehen davon aus, dass nur jede vierte betroffene Frau ihre Scham überwindet und ihren Gynäkologen aktiv anspricht. Andersherum sind auch Gynäkologen nicht immer in der Lage, ihr Schamgefühl zu überwinden und das Thema aktiv bei ihren Patientinnen anzusprechen. Dennoch sollte man davon ausgehen, dass die Initiative vom Arzt oder alternativ vom medizinischen Personal ausgehen muss, die vaginale Atrophie zu thematisieren.

Wann sollte ich meinen Gynäkologen auf eine vaginale Atrophie ansprechen?

Symptome wie Trockenheit, Juckreiz, Brennen, Schmerzen beim Geschlechtsverkehr, Probleme beim Wasserlassen, Ausfluss, Blutungen und häufige Harnwegsinfektionen sind immer ein Grund, das Gespräch mit dem Gynäkologen zu suchen. Auch wenn die Anwendung von rezeptfreien Feuchtigkeitscremes nicht zum gewünschten Ergebnis führt, ist der Gynäkologe aufzusuchen.

Auch wenn die Anwendung von rezeptfreien Feuchtigkeitscremes nicht zum gewünschten Ergebnis führt, ist der Gynäkologe aufzusuchen.

Kann man einer vaginalen Atrophie vorbeugen?

Der natürliche weibliche Alterungsprozess führt automatisch zu einer nachlassenden Östrogenproduktion. Dies als solches kann nicht verhindert werden, und es ist unwahrscheinlich, dass die Eierstöcke wieder mehr Östrogen produzieren. Unabhängig hiervon gibt es allerdings Möglichkeiten, das Fortschreiten einer vaginalen Atrophie zu verhindern.

Hierzu gehört der Verzicht auf zu enge Kleidung, Slipeinlagen und Kosmetika, die sich auf die Vagina reizend auswirken wie Parfüms, Seife, Deodorant und Puder. Auch bestimmte Gleitmittel können sich auf Dauer ungünstig auf die Vagina auswirken.

Gibt es Risikofaktoren für eine vaginale Atrophie?

Das Risiko für eine vaginale Atrophie ist bei einigen Frauen erhöht. Hierzu gehört Rauchen, denn es schränkt die Blutzufuhr ein, auch im Vaginalbereich. Zudem senkt es den Östrogenspiegel.

Frauen, die wenig Sex haben, tragen ebenso ein erhöhtes Risiko. Frauen mit regelmäßigem Geschlechtsverkehr weisen in der Regel eine weniger stark ausgeprägte vaginale Atrophie auf.

Auch bei Frauen, die keine vaginale Geburt erlebt haben, kommt es häufiger zu vaginaler Atrophie als bei Frauen, die gebärt haben.

Welche Faktoren können das Problem verschlimmern?

- Unzureichende Trinkmengen
- Austrocknende Wirkung von Medikamenten wie z. B. Antibiotika, Antidepressiva, Antihistaminika und Antipilzmittel
- Zu trockene Innenräume
- Übermäßige Hygiene mit aggressiven Waschlotionen
- Lange Phasen ohne Geschlechtsverkehr

Therapiemöglichkeiten einer vaginalen Atrophie

Das Ziel einer vaginalen Atrophie-Therapie sollte in einer Wiederherstellung des prämenopausalen Zustandes erreicht werden. Grundlage hierfür ist immer ein individuelles Therapiekonzept und eine enge Zusammenarbeit mit dem Arzt. Auf Basis der vorhandenen Symptome und des Schweregrades der Atrophie wird er vorschlagen, welche Behandlung am effektivsten erscheint. Treten nach Beginn der Behandlung Symptome wie Schmerzen, Hautreizungen oder Ausfluss auf, sind diese mit dem behandelnden Arzt zu besprechen.

Während einige Behandlungsmöglichkeiten darauf ausgerichtet sind, die Symptome zu behandeln, orientieren sich andere daran, den Östrogenmangel zu lindern. Grundsätzlich gilt die Östrogenanwendung als die wirksamste Therapie, wenngleich die hiermit einhergehenden Langzeitnebenwirkungen wie insbesondere das erhöhte Risiko von Krebs, Blutgerinnsel und Herzerkrankungen nicht unterschätzt werden sollten.

Durch die Hormontherapie kann das Säuregleichgewicht der Vagina wiederhergestellt und die Haut verdickt werden. Das bakterielle Gleichgewicht und die natürliche Feuchtigkeit werden verbessert. Auch andere Wechseljahresbeschwerden wie Schlafstörungen und Hitzewallungen können durch eine systemische Hormontherapie gelindert werden, zudem verbessert sich die Knochengesundheit, infolgedessen das Osteoporoserisiko reduziert wird.

Vaginale Östrogenanwendung

Wenn nur eine vaginale Atrophie vorliegt und keine weiteren Symptome, gibt es die Option einer lokalen vaginalen niedrig dosierten Östrogenanwendung. Diese Hormone werden nur in sehr geringen Mengen in den Blutkreislauf aufgenommen, sodass ein hoher Hormonspiegel in anderen Körperregionen vermieden wird.

Anwendungsmöglichkeiten ergeben sich durch Zäpfchen, Tabletten, Cremes oder einen Ring, der in das hintere Scheidengewölbe eingeführt wird. Er verbleibt in der Vagina und wird alle 3 Monate ausgewechselt, währenddessen werden hierüber konstant 7,5 µg Estradiol/24 Std. abgegeben.

Auch bei lokal vaginal angewendeter Hormonersatztherapie ist es wichtig, die möglichen Risiken und Nebenwirkungen im Auge zu behalten und gegebenenfalls auch Nutzen und Risiken abzuwägen. Eine regelmäßige Kontrolle des Hormonspiegels ist unverzichtbar.

Gleitmittel

Scheidentrockenheit wird mit Gleitmitteln und Feuchtigkeitscremes behandelt. Hierdurch wird Geschlechtsverkehr häufig wieder möglich, der Komfort beim Sex wird quasi verbessert, aber es ist eine rein symptomatische Herangehensweise, denn die Gesundheit der Vagina wird hierdurch nicht wiederhergestellt. Bei einer stark ausgeprägten Atrophie ist Geschlechtsverkehr auch trotz Gleitmittel nicht möglich.

Wenn es nur darum geht, den normalen vaginalen pH-Wert wiederherzustellen, eignen sich entsprechende Vaginalcremes, die sich günstig auf das Scheidenmilieu auswirken.

Laserbehandlung

Schon seit vielen Jahren wird die Lasertherapie in verschiedenen Bereichen der Medizin eingesetzt, um Gewebe zu remodellieren und neues Kollagen zu produzieren. Besonders sind hier die Behandlung einiger Hautkrankheiten, Augenerkrankungen sowie Anomalien am Gebärmutterhals aufgrund von Krebsvorstufen sowie Genitalwarzen zu nennen.

Laserbehandlung bei Scheidentrockenheit und vaginaler Atrophie ist noch eine vergleichsweise neue Behandlungsform und wird unter anderem als „MonaLisa Touch®-Behandlung" und „Juliet" in bestimmten gynäkologischen Praxen ambulant durchgeführt.

Sie ist besonders für Frauen ein großer Segen, für die keine hormonelle Therapie in Frage kommt wie beispielsweise aufgrund einer Krebserkrankung. Auch wenn eine hormonelle Behandlung erfolglos verlaufen ist, kann eine Lasertherapie zum Einsatz kommen.

Die Kosten liegen zwischen 200,- € und 400,- € pro Sitzung und werden bisweilen nur von privaten Krankenversicherungen übernommen.

Wirkungsweise

Die CO_2-Laserstrahlen wirken explizit auf die Schleimhäute der Vagina, und dringen im Unterschied zu Östrogen in tiefe Hautschichten ein.
Durch die Therapie soll das gesunde Gewebewachstum gefördert, der Blutfluss in der Vagina wiederhergestellt, der Stoffwechsel- und Neokollageneseprozess, sowie die Revitalisierung der Vaginalwände angeregt werden.

Kollagenfasern machen den wichtigsten Bestandteil der Vaginalschleimhaut aus, sie sorgen für Flexibilität und Festigkeit der Vagina, und indem eine vermehrte Produktion von Kollagen und Elastin angeregt wird, können die Vaginalwände wiederhergestellt werden. Die regenerierte Schleimhaut kann mehr Feuchtigkeit speichern, sie wird elastischer, und die vaginale Lubrikation verbessert sich.

Anwendung

Eine Sitzung mit einem vaginalen Laser dauert etwa 10 Minuten, die eigentliche Behandlung ist bereits nach 5 Minuten überstanden. Sie erfolgt in derselben Position wie eine übliche gynäkologische Untersuchung.

Der Eingriff ist fast schmerzfrei, sodass keine Narkose erforderlich ist, aber eine leichte lokale Betäubung wird angeraten. Hierfür trägt der Gynäkologe eine Creme auf, die er innerhalb und außerhalb der Vagina verteilt. Das Einführen der Lasersonde in die Vagina, was mithilfe von Gleitmittel erfolgt, empfinden einige Patientinnen als etwas unangenehm. Während der Anwendung kann ein sanftes Vibrieren auftreten.

Bei den meisten Frauen mit vaginaler Atrophie ist eine Serie von 3 Behandlungen im Abstand von ca. 5 Wochen angeraten, bei stark ausgeprägter Atrophie sind es 5 – 6 Behandlungen. Einmal pro Jahr wird eine „Auffrischungsbehandlung“ empfohlen.

Bei den meisten Patientinnen verbessern sich die Beschwerden schon nach der ersten Sitzung, dennoch sollte die empfohlene Anzahl von mindestens 3 Sitzungen durchgeführt werden, um einen noch besseren und nachhaltigeren Erfolg zu erreichen.

Vorsichtsmaßnahmen:

Um Verbrennungen der Schamhaare zu vermeiden, sollten diese am Tag vor der Behandlung entfernt werden. Um die Augen vor den Laserstrahlen zu schützen, tragen Patientin, Gynäkologe und die assistierende Arzthelferin eine Schutzbrille.

Bei der Behandlung kommt es durch die Lichtstrahlen, die das Gewebe durchdringen, zu hitzebedingten Verletzungen. Nach der Behandlung sollte daher mindestens 48 Stunden lang auf Geschlechtsverkehr und 7 Tage lang auf Tampons verzichtet werden. Auch das Dilator-Training muss ein paar Tage ausgesetzt werden, hier kommt es auf das persönliche Empfinden an und auf die Stärke der eingesetzten Laserstrahlen.

Nebenwirkungen:

Die Laseranwendung ist durch den Einsatz von lokal wirkender Betäubungscreme weitestgehend schmerzfrei. Nach wenigen Stunden lässt die Wirkung nach, sodass dann leichte Schmerzen auftreten können, die sich besonders beim Urinieren zeigen. Bei den meisten Patientinnen sind diese gut aushaltbar, ohne dass schmerzlindernde Maßnahmen erforderlich werden.

Bei stärkeren Schmerzen können Kühlakkus angewendet werden, einige Frauen bringen diese in die gynäkologische Praxis mit, um sie direkt nach der Behandlung anzuwenden. Reicht dies zur Schmerzlinderung nicht aus, sind leichte Schmerzmedikamente wie Ibuprofen 400 zu empfehlen.

Scheidentrockenheit

Scheidentrockenheit ist ein weit verbreitetes Problem, das häufig mit Vaginismus einhergeht und besonders Frauen in und nach den Wechseljahren betrifft. Nur die wenigsten Frauen thematisieren ihre Scheidentrockenheit und suchen nach Hilfe, obwohl es diverse Therapiemöglichkeiten gibt.

Scheidentrockenheit zeigt sich durch Schmerzen, Reizungen oder Brennen beim Geschlechtsverkehr. Auch das Aussehen der Schamlippen kann ein wichtiger Hinweis sein, insbesondere wenn diese dünner sind als früher. Zudem kann ein Besuch beim Gynäkologen Aufschluss geben, denn wenn ein Abstrich schwieriger oder unangenehmer ist, als in der Vergangenheit, kann dies auf Scheidentrockenheit hinweisen. In Einzelfällen sind auch Blutungen nach dem Geschlechtsverkehr ein Zeichen für eine trockene Vagina.

Bis zum Eintritt der Menopause wird die Vagina durch einen gesunden Ausfluss elastisch und seidig weich gehalten. Hier spielt das Hormon Östrogen eine wesentliche Rolle, denn es hilft, die Flüssigkeit in der Vagina aufrechtzuerhalten, was diese gesund und elastisch hält.

Scheidenausfluss wird durch die Drüsen am Gebärmutterhals und in den Wänden der Vagina produziert wird und verlässt den Körper durch die Vaginalöffnung. Je nach Flüssigkeitsmenge und in Abhängigkeit zur Zyklusphase ist der Ausfluss dickflüssiger und klebriger (vor der Periode) oder wässriger und durchsichtig (während des Eisprungs). Normaler Ausfluss besteht aus einer Mischung von Zervixschleim, Vaginalflüssigkeit, Bakterien und abgestoßenen Vaginal- und Zervixzellen.

Typischerweise ist der Ausfluss ziemlich geruchsarm, weist er jedoch einen starken Geruch oder farbliche Veränderungen auf oder ist er mit Juckreiz oder Schmerzen verbunden, kann der Ausfluss auf eine Infektion oder andere pathologische Prozesse hinweisen. Hierzu gehören Hefepilzinfektionen, sexuell übertragbare Infektionen und bakterielle Vaginose.

Bei Unbehagen, Juckreiz, Brennen oder bei Veränderungen des Ausflusses sollte ein Gynäkologe konsultiert werden. Er wird die Vagina auf Rötungen oder Hautverdünnungen hin untersuchen, aber auch andere mögliche Ursachen ausschließen wie insbesondere eine Scheiden- oder Harnwegsinfektion.

Während der Schwangerschaft kommt es infolge des erhöhten Östrogen- und Progesteronspiegels zu einer Zunahme des Vaginalausflusses. Der pH-Wert des Ausflusses ist während der Schwangerschaft saurer als normalerweise, da mehr Milchsäure produziert wird. Dies hat zur Folge, dass Schwangere anfälliger für vaginale Hefepilzinfektionen sind.

Die Menopause geht mit einem Absinken des Östrogenspiegels einher. Auf die Vagina hat das einen immensen Einfluss, sodass diese in einen Zustand zurückführt wird, der dem vor der Pubertät ähnelt. Der Blutfluss nimmt ab, das Vaginalgewebe wird weniger elastisch und deutlich dünner, und die Oberflächenepithelzellen verfügen über weniger Glykogen. Dies hat zur Folge, dass sich die Vaginalflora verändert, weniger Laktobazillen vorhanden sind und der pH-Wert auf das Niveau von 6,0 – 7.5 absinkt.

Es ist normal, dass die Gesamtmenge des Vaginalausflusses in den Wechseljahren abnimmt und als Folge Scheidentrockenheit auftritt. Fast jede dritte Frau während der Wechseljahre hat mit vaginaler Trockenheit zu kämpfen, nach Ende der Wechseljahre tritt das Problem sogar noch häufiger auf.

Grundsätzlich kann ein Östrogenabfall in jedem Alter aufgrund verschiedener Ursachen auftreten wie durch Schwangerschaft und Stillzeit, Strahlen- oder Chemotherapien, Anti-Östrogen-Medikation oder eine chirurgische Entfernung der Eierstöcke.

Auch zu häufige Tamponwechsel während der Menstruation und bestimmte Antidepressiva und Antihistaminika können sich negativ auf Schleimhäute auswirken und Scheidentrockenheit begünstigen. Dass auch einige Verhütungsmittel zu einer trockenen Scheide führen können, wird häufig nicht bedacht. Meistens betrifft dies Präparate mit einem niedrigen Östrogengehalt, die zur Langzeitverhütung verwendet werden.

Bei manchen Frauen kommt es hierdurch zu einer unzureichend befeuchteten Vagina. Außerdem haben auch Genussmittel wie Kaffee, Alkohol und Nikotin einen nicht unerheblichen Einfluss, denn diese wirken sich negativ auf die Durchblutung der Vaginalschleimhaut aus.

Egal, welche Ursache für die Scheidentrockenheit zugrunde liegt – vor dem Geschlechtsverkehr ist ein langes Vorspiel unverzichtbar, denn die hierdurch stattfindende Lubrikation trägt maßgeblich zu einer feuchten Vagina bei.

Scheidentrockenheit kann extrem unangenehm sein und zu Juckreiz, Brennen und schmerzhaftem Geschlechtsverkehr führen. Ein Mangel an vaginaler Feuchtigkeit hat für die meisten betroffenen Frauen einen großen Einfluss auf das Sexualleben und kann Vaginismus bei Frauen im fortgeschrittenen Alter zumindest mitauslösen. Doch hiermit muss sich niemand abfinden, es gibt heutzutage verschiedene Behandlungsmöglichkeiten, um die vaginale Trockenheit zu lindern.

Außerdem sollte man bei der Intimpflege auf parfümierte Seifen und Lotionen, sowie Schaumbäder und Spülungen verzichten, denn all diese Produkte können die Scheidentrockenheit verschlimmern, indem die Keimbesiedelung aus dem Gleichgewicht gerät. Manche Frauen machen des Guten zu viel, denn eigentlich ist die Vagina ein sich selbst reinigendes Organ. Normalerweise reicht es aus, den Intimbereich ein- bis zweimal täglich mit lauwarmem Wasser zu reinigen.

Wenn die Scheidentrockenheit nicht sehr stark ausgeprägt ist, können fett- und feuchtigkeitsspendende Präparate zur Anwendung kommen. Reicht dies nicht aus, empfiehlt sich eine verschreibungspflichtige, lokale Hormontherapie mit Estriol, die in verschiedenen Darreichungsformen möglich ist. Obwohl diese Hormone nur lokal wirken, sollten die Präparate bei bestimmten Indikationen nicht zum Einsatz kommen. Hierzu gehören insbesondere hormonabhängige Tumore, Brustkrebs, Endometriose, Thrombosen und Allergien auf Estradiol.

Estring

Der Estring kommt bei vaginalen Beschwerden während der Menopause zum Einsatz. Der Gynäkologe oder die Frau selbst führt diesen weichen, flexiblen Ring in die Vagina ein, wo dieser über einen längeren Zeitraum hinweg kleine Mengen Estradiol an das Vaginalgewebe abgibt. Der Ring wird alle 3 Monate ausgetauscht. Sollte er beim Geschlechtsverkehr stören, kann man ihn vorübergehend entfernen.

Vaginaltabletten

Vaginaltabletten, die Estradiol enthalten, werden mit einem Einweg-Applikator in die Scheide eingeführt. Das Estradiol wird direkt an die Oberfläche der Vagina abgegeben.

Estradiolcreme

Estradiolcreme wird mit einem Applikator oder mit einem Finger in die Vagina eingeführt.

Ospemifen (Senshio®)

Ospemifen ist ein Wirkstoff, der 2015 zur Behandlung von Scheidentrockenheit und vaginaler Atrophie zugelassen wurde, wenn dies mit mittleren bis starke Beschwerden einhergeht.

Unter dem Handelsnamen Senshio® erschien damit die erste nichtöstrogene und somit hormonfreie Pille, die eine ähnliche Wirkung auf die Vagina hat wie Östrogen. Ospemifen zählt zu den sogenannten selektiven Östrogenrezeptor-Modulatoren. Diese sind in der Lage, anstelle von Östrogen an Östrogenrezeptoren anzudocken und dadurch ähnlich wie das Hormon zu wirken.

In Betracht kommt Senshio® besonders für postmenopausale Frauen, für die eine lokale vaginale Östrogentherapie nicht möglich ist wie beispielsweise nach einem Mamma-Karzinom.

Für diese Patientinnen gab es bis dahin kaum Therapiemöglichkeiten, die so ursächlich ansetzten. Ospemifen fördert die Regeneration der Vaginalzellen, sowie die Schleimbildung und Durchblutung der vaginalen Schleimhaut, sodass die Vagina ihre natürliche Feuchtigkeit zurückerhält.

Obwohl bei der Mehrheit der Anwenderinnen keine Nebenwirkungen auftreten, kann es vereinzelt zu Hitzewallungen, Blutgerinnseln, einer Verdickung der Gebärmutterschleimhaut, Ausfluss, vaginalen Pilzinfektionen, Hautausschlägen und Muskelkrämpfen kommen.

Als Senshio® vor wenigen Jahren auf den Markt kam, wurde es anfangs als Meilenstein und große Innovation gefeiert, denn endlich gab es eine hormonfreie Alternative zur Behandlung von Frauen mit vaginaler Atrophie. Es wurde mit vielversprechenden Überschriften angekündigt wie „Neuer Arzneistoff bei Scheidentrockenheit", „Große Chance für postmenopausale Frauen mit vaginaler Atrophie", die Erwartungen waren entsprechend hoch. Umso größer war die Enttäuschung, als Senshio® mit Wirkung zum 01.01.2017 in Deutschland vom Markt genommen wurde.

Von offizieller Stelle hieß es hierzu, dass es zwar drei randomisierte kontrollierte Studien des Herstellers gäbe, aber diese aufgrund verschiedener Gründe nicht ausreichend seien, wie etwa die Laufzeit, die bei zwei der Studien lediglich 12 Wochen betrug. Zudem wurde bemängelt, dass in keiner der Studien gezielt Frauen eingeschlossen waren, für die eine lokale vaginale Östrogentherapie nicht in Frage gekommen wäre. Aus Sicht des Gemeinsamen Bundesausschusses (G-BA) war demnach die Patientenpopulation nicht adäquat in den klinischen Studien reflektiert.

Es erfolgten inzwischen allerdings weitere Studien, die vielversprechend sind und die in der US National Library of Medicine (NLM) nachzulesen sind: https://pubmed.ncbi.nlm.nih.gov/?term=Ospemifen

In anderen Ländern wie beispielsweise Großbritannien, Spanien und Italien ist Senshio® nach wie vor erhältlich. Patientinnen, für die Senshio® in Betracht kommt, können versuchen, das Präparat basierend auf einer ärztlichen Verschreibung und mittels Einzelimport zu erhalten.

Gleitmittel

Gleitmittel sind immer das Mittel der Wahl bei Scheidentrockenheit, sei es, dass die Vagina für den Geschlechtsverkehr zu trocken ist oder Übungen mit Dilatoren angesagt sind. Gleitmittel sind unverzichtbar, wenn die natürliche Lubrikation für ein effektives Training nicht ausreicht, um einen Dilator schmerzfrei ein- und ausführen zu können, was bei den meisten Frauen der Fall ist. Nicht ohne Grund liefern viele Dilatoren-Hersteller das passende Gleitgel direkt mit.

Gleitmittel gleichen Defizite der natürlichen Feuchtigkeitsbildung aus, allerdings beheben sie nicht das eigentliche Problem, denn die Scheidentrockenheit als solche wird nicht beseitigt.

Die vaginale Schleimhaut bei Frauen nach den Wechseljahren ist deutlich sensibler und kann auf Inhaltsstoffe von Gleitmitteln mit Missempfindungen reagieren.

Grundsätzlich unterscheidet man zwischen Gleitmitteln auf Öl- und Wasserbasis. Für das Training mit Dilatoren werden in der Regel wasserbasierte Gleitgele empfohlen, weil sich diese nach dem Gebrauch einfacher abwaschen lassen. Als Geheimtipp unter Vaginismus-Experten gilt eine kombinierte Anwendung, indem zuerst ein Gleitmittel auf Ölbasis aufgetragen wird und anschließend ein Gleitmittel auf Wasserbasis.

Wenn Sie Kondome verwenden, ist ein genauer Blick auf die Inhaltsstoffe wichtig, denn einige von ihnen können das Latex von Kondomen auflösen und zerstören. Bei einigen Gleitmitteln sind Naturlatex-Kondome und Polyisopren-Kondome möglich, nicht jedoch Kondome mit Polyurethan. Lesen Sie hierzu unbedingt die Hinweise in der Packungsbeilage, um keine unangenehme Überraschung wie eine ungewollte Schwangerschaft zu erleben.

Wer sich hingegen über eine Schwangerschaft freuen würde, sollte auf andere Inhaltsstoffe achten, denn es gibt einige Substanzen, die sich ungünstig auf Spermien auswirken, wie insbesondere Konservierungsmittel. Wenn ein Kinderwunsch besteht, sollten Sie spezielle Gleitmittel anwenden, die auf bestimmte Konservierungsstoffe verzichten und keine Beeinträchtigung für die Empfängnis bedeuten.

Bei einer bestehenden Schwangerschaft kommen wiederum andere Gleitmittel in Betracht, diese sollten möglichst frei von Aroma- und Duftstoffen und medizinisch getestet sein.

Gleitmittel enthalten keine Hormone wie beispielsweise Östrogen und sind somit nicht verschreibungspflichtig. Sie sind in Drogerien, Apotheken, Onlineshops und Sexshops erhältlich.

Vaginale Feuchtigkeitscreme

Vaginale Befeuchtungscremes kommen tagsüber zur Anwendung, vergleichbar mit einer Gesichtsfeuchtigkeitscreme. Gleitmittel hingegen kommen während des Geschlechtsverkehrs zum Einsatz. Einige Frauen verwenden Oliven- oder Kokosöl, es ist einen Versuch wert, aber es ist nicht für alle Frauen eine Lösung.

Kombination Gleitmittel- und Feuchtigkeitscreme

Nur wenige vaginale Cremes verfügen über Inhaltsstoffe, die Feuchtigkeit spenden und gleichzeitig als Gleitmittel geeignet sind wie beispielsweise das „Gynomunal Vaginalgel®“. Dieses lindert nicht nur Scheidentrockenheit, sondern kann auch den Geschlechtsverkehr erleichtern, was auf die einzigartige Kombination aus Hyaluronsäure, Liposomen, Vitamin E und Hopfenextrakt zurückzuführen ist.

Hyaluron

Die körpereigene Hyaluron-Produktion lässt mit zunehmendem Alter deutlich nach. Im Alter von 40 Jahren beträgt sie noch 40 %, mit 60 Jahren liegt sie nur noch bei 10 %. Dabei ist Hyaluron für viele körperliche Funktionen unverzichtbar – für die Elastizität und Feuchtigkeit der Vaginalschleimhaut ist sie sogar hauptverantwortlich, zudem ist sie an Reparaturen von Gewebe beteiligt.

Anwendung

Gleitmittel werden vor dem Geschlechtsverkehr in die Vagina eingeführt und auf den angrenzenden Genitalbereich aufgetragen. Am besten wird auch der Penis damit eingecremt.

Welcher Therapeut?

Wenn es Ihnen schwerfällt, einen Tampon einzuführen, wenn brennende oder stechende Schmerzen bei der vaginalen Penetration auftreten oder wenn Sie den Verdacht haben, von Dyspareunie, Vaginismus oder Vulvodynie betroffen zu sein, sollten Sie sich Hilfe bei einem erfahrenen Therapeuten suchen.

Wichtig ist, dass es jemand ist, bei dem Sie sich wohl fühlen und der Ihnen aktiv zuhört. Möglicherweise dauert es eine Weile, bis Sie eine Person finden, die zu Ihnen passt, aber gerade bei einem so persönlichen Thema sind Sympathie und ein vertrauensvolles Verhältnis zum Arzt oder anderweitigen Therapeuten unverzichtbar.

Für welchen Therapeuten man sich entscheidet, ist nicht nur eine Frage des Angebotes vor Ort, sondern auch des Geldbeutels. Wenn Sie ein gutes Verhältnis zu Ihrem Hausarzt haben, kann dieser am Anfang der richtige Ansprechpartner sein. Er kann Sie dann an einen Spezialisten überweisen, mit dem er bereits gute Erfahrungen gemacht hat.

Auf jeden Fall sollte ein mit Dyspareunie, Vaginismus und Vulvodynie erfahrener Gynäkologe konsultiert werden. Und je nach Ursache und Symptomatik ist es sinnvoll, zusätzlich einen Physiotherapeuten, Psychotherapeuten und /oder Sexualtherapeuten einzubeziehen.

Für die meisten betroffenen Frauen ist eine Physiotherapie unverzichtbar, besonders wenn die erhöhte Spannung des Beckenbodens ein zentraler Aspekt ist und Beckenbodentraining notwendig ist.

Ein Physiotherapeut, der auf den Beckenboden spezialisiert ist, bringt Ihnen bei, wie Ihre Beckenbodenmuskeln lernen, sich zu entspannen. Dazu empfiehlt er bestimmte Übungen, und er kann idealerweise auch Anleitungen für das Training mit Dilatoren geben.

Besuch beim Gynäkologen

Fast jede Frau geht regelmäßig zu einem Gynäkologen, um frauenärztliche (Vorsorge-) Untersuchungen vornehmen zu lassen. Für viele Frauen kommt ein Gynäkologen-Besuch auf der Beliebtheitsskala direkt hinterm Zahnarzt, für die meisten Frauen mit Vaginismus dürfte die Reihenfolge allerdings genau umgekehrt sein. Für sie ist ein solcher Besuch in der Regel unangenehm und beängstigend, denn die Untersuchung kann schmerzhaft sein und eine Kontraktion auslösen. Die Gefahr, dass dies passiert, ist sehr real, denn nur sehr wenige Gynäkologen kennen sich mit Vaginismus aus und verfügen über entsprechendes Einfühlungsvermögen. Allerdings ist eine gynäkologische Untersuchung wichtig, um eine richtige Diagnose zu erhalten und die Situation einschätzen zu können.

Wenn die Patientin den Arzt über ihren Verdacht auf Dyspareunie, Vaginismus oder Vulvodynie informiert und es in der Vergangenheit bereits Probleme bei einer gynäkologischen Untersuchung gab, sollte der behandelnde Arzt darauf Rücksicht nehmen und sich mit einer oberflächlichen Untersuchung begnügen. Ist die Anamnese noch sehr lückenhaft, sprechen einige Verhaltensmuster für den Verdacht auf Dyspareunie, Vaginismus oder Vulvodynie. Manche Frauen versuchen reflexartig aufzustehen oder schließen die Beine wie beim Vermeiden von Geschlechtsverkehr, diese Verhaltensmuster erhärten die Diagnose.

Im Umkehrschluss bedeutet eine vollzogene gynäkologische Untersuchung allerdings nicht, dass keine dieser Erkrankungen vorliegt, denn es gibt auch Frauen, bei denen die Probleme und Muskelkontraktion nur bei Geschlechtsverkehr auftritt.

Gynäkologen, die mit Dyspareunie, Vaginismus und Vulvodynie nicht vertraut sind, ist nicht bewusst, welche Probleme bei einer Untersuchung möglich sind. So kann es passieren, dass sie die Untersuchung ohne Rücksicht auf die Patientin fortsetzen, was für diese traumatisch sein kann.

Was passiert beim Gynäkologen?

Das wichtigste Untersuchungsinstrument des Gynäkologen ist das Spekulum. Mit diesem Instrument aus Kunststoff oder Metall, das wie ein Entenschnabel aussieht, kann er die Wände der Vagina und den Gebärmutterhals betrachten.

Damit das Spekulum leicht eingeführt werden kann, ist es wichtig, dass die Muskeln der Vagina entspannt sind. Sind die Muskeln angespannt, übt der Arzt womöglich etwas Druck aus, um das Spekulum einzuführen, allerdings kann das unangenehm oder sogar schmerzhaft sein.

Wenn ein Pap-Test durchgeführt wird, um ernsthafte Erkrankungen abzuklären, entnimmt der Gynäkologe Zellen von der Oberfläche des Gebärmutterhalses, die anschließend in einem Labor auf eventuelle Auffälligkeiten hin untersucht werden. Möglich ist auch eine Untersuchung mit einem Q-Tip (Wattestäbchen), mit den Infektionen wie Tripper, Genitalwarzen oder Chlamydien überprüft werden können.

Während der visuellen Untersuchung kann der Gynäkologe auch wichtige Hinweise anhand der Farbe des Gewebes erhalten. Wenn dieses im Bereich zwischen den kleinen Schamlippen blass ist, anstatt rosa, ist das ein wichtiger

Hinweis auf einen erniedrigten Östrogenspiegel in der Vulva. Dies ist üblicherweise der Fall, wenn die Menopause eingetreten ist oder die Antibabypille eingenommen wird.

Nachdem das Spekulum aus der Vagina entfernt wird, folgt häufig noch eine manuelle Untersuchung, bei der der Gynäkologe die Lage, Form und Größe der Beckenorgane überprüft. Diese Untersuchung ist in der Regel schmerzfrei und erzeugt nur ein leichtes Druckgefühl.

Fragen, die Sie Ihrem Gynäkologen stellen können:

Welche Therapiemöglichkeiten gibt es?

Gibt es irgendwelche Risiken bei der Therapie?

Wie lange wird es dauern, bis die Therapie Erfolge bringt?

Habe ich noch eine andere Erkrankung?

Was kann ich tun, um eine Verschlimmerung zu verhindern?

Kann mein Partner etwas tun, um zu helfen?

Tipps:

- Erkundigen Sie sich bereits bei der Terminvereinbarung, ob sich der Gynäkologe mit Dyspareunie, Vaginismus und Vulvodynie auskennt.
- Wenn Sie sich für einen auf diesem Gebiet unerfahrenen Arzt entscheiden, sollten Sie auf Unannehmlichkeiten vorbereitet sein.

- Lenken Sie sich im Wartezimmer ab – hören Sie Musik oder lesen Sie eine Zeitschrift.

- Klären Sie den Gynäkologen über Ihre Probleme auf, die bei einer gynäkologischen Untersuchung auftreten können. Nehmen Sie Informationen über Dyspareunie, Vaginismus und/oder Vulvodynie in ausgedruckter Form mit.

- Manche Frauen empfinden es als Erleichterung, wenn die Untersuchungsinstrumente vorgewärmt sind. Sprechen Sie Ihren Arzt darauf an, wenn das auf Sie zutrifft.

- Achten Sie auf eine bequeme Sitz-Liegeposition, um das Einführen zu erleichtern. Ist der Untersuchungsstuhl für Sie unpassend, sprechen Sie Ihren Arzt an, die Position für Sie anzupassen.

- Unterhalten Sie sich während der Untersuchung mit Ihrem Arzt, das lenkt ab und reduziert Ihre Angst und Anspannung.

- Eine gynäkologische Untersuchung, die mit Schmerzen einhergeht, ist inakzeptabel und sollte sofort abgebrochen werden.

- Leichte Schmerzen können Sie mit Hecheln (wie bei Geburtswehen) erträglicher machen.

- Besteht der Arzt auf einer Vorsorgeuntersuchung, sollte zunächst die Dyspareunie, der Vaginismus und/oder die Vulvodynie behandelt werden, um daran anschließend eine schmerzfreie gynäkologische Untersuchung vornehmen zu können.

- Wenn Sie das Gefühl haben, dass der Arzt nicht genügend Verständnis und Respekt zeigt oder er sie wie ein Versuchskaninchen behandelt, vertrauen Sie Ihrer Intuition, verabschieden Sie sich höflich, und suchen Sie sich einen anderen Gynäkologen.

- Wenn möglich, versuchen Sie eine Woche vor dem Arzttermin die Vagina zweimal täglich mit einem Dilator zu weiten.

Beckenbodentraining

Beckenboden

Zwischen Schambein, Steißbein und den Sitzknochen verläuft im Inneren der Beckenboden, der drei Muskelschichten bezeichnet, die wichtige Funktionen übernehmen und eine bedeutende Rolle bei Vaginismus und dessen Behandlung spielen. Zu den Aufgaben der Beckenbodenmuskulatur gehören die Kontrolle von Blase und Darm, der Schutz vor Blasen-, Darm- und Gebärmuttersenkung, die Geburtsunterstützung, die Steigerung des sexuellen Lustempfindens und von Orgasmen. Eine leichte Grundspannung der Muskelgruppen ist natürlicherweise immer gegeben. Durch verschiedene Ursachen wie Vorerkrankungen oder mentale, negative Ereignisse und Erfahrungen kann es zu einer dauerhaft stark angespannten und verspannten Beckenbodenmuskulatur kommen, die zum Scheidenkrampf oder Vaginismus führt.

Für Frauen mit Vaginismus oder Vulvodynie ist es unerlässlich, sich mit dem Beckenboden und seiner „Arbeitsweise“ vertraut zu machen, zu verstehen, wie sich An- und Entspannung anfühlen sowie bewusst diese Vorgänge zu trainieren. Es gilt, den Beckenboden zu entdecken, seine Lage zu erspüren und ihn zu aktivieren. Dabei helfen verschiedene Beckenbodenübungen, die regelmäßig und in Verbindung mit dem Vaginaltraining durchgeführt werden sollten.

Die Rolle des Beckenbodens bei Vaginismus

Die Muskeln des Beckenbodens, die in drei Schichten (innere, mittlere und äußere) eingeteilt werden, arbeiten zusammen. Um ihre vielfältigen Aufgaben zu erfüllen, befinden sie sich im Wechselmodus zwischen An- und Entspannung. Müssen wir beispielsweise zur Toilette und wollen die Blase entleeren, entspannen sich die Muskeln. Ist aber keine Toilette in der Nähe, oder es ist anderweitig nicht möglich, Harn zu lassen, spannen sich die Muskeln an, damit kein unkontrollierter Harnabgang erfolgt.

Im Normalzustand ist eine leichte Anspannung gegeben. Eine starke Anspannung der Beckenbodenmuskulatur, die zum Verschluss der Scheide führt, liegt dem Vaginismus zugrunde. Es ist für die Frau schmerzhaft bis unmöglich, etwas in die Scheide einzuführen, auch gynäkologische Untersuchungen und Sex mit dem Partner werden zu einer unüberwindbaren Hürde. Schon der Gedanke an solche Vorgänge führt zur Anspannung, die sich durch Symptome wie Brennen, Stechen, etc. beim Versuch etwas einzuführen noch verstärkt bis am Ende gar nichts mehr geht.

Die Auslöser sind nicht immer leicht zu finden. Sie können durch Vulvodynie oder Dyspareunie, Infektionen, Bestrahlungstherapien, Operationen und Geburten begründet sein, oftmals sind jedoch negative und traumatische Erfahrungen, eine falsche oder falsch anerzogene Einstellung zur eigenen Sexualität und Ängste für Vaginismus verantwortlich. Diese starke Anspannung und Verkrampfung der Muskulatur ist ähnlich einer Abwehrreaktion, die auf falschen Mustern und Gewohnheiten beruht und kann durchbrochen werden, indem Frau wieder lernt, die Muskulatur zu entspannen.

Den Beckenboden entdecken

Viele Frauen und nicht nur die, welche mit Vaginismus zu kämpfen haben, kennen ihren Beckenboden nur vom „Hörensagen“. Sie wissen, dass er im Zentrum des Unterleibs liegt, können aber mit Aufbau und Funktion nicht viel anfangen. Deshalb lautet ein erster Schritt zu einer entspannten Beckenbodenmuskulatur, sie zu entdecken, zu erspüren und sich mit ihr zu befassen.

Der Unterschied zwischen An- und Entspannung sollte deutlich erfühlt werden können, um die Muskulatur dann gezielt zu trainieren.
Gerade die Entspannung ist für den schmerzlosen Geschlechtsverkehr und das Einführen von Finger oder Tampon und die Durchführung von Untersuchungen relevant.

Um den Beckenboden zu entdecken, hat sich das Training mit Jonglierbällen bewährt. Diese sind im Sport-Fachhandel und auf vielen gängigen Online-Marktplätzen erhältlich. Sie bestehen aus einer Leder- oder Kunststoffhülle, die mit Granulat gefüllt ist. Es gibt unterschiedliche Ausführungen, für das Beckenbodentraining empfiehlt sich ein „Beanbag"-Jonglierball.

Für den Anfang sollte ein kleiner Ball mit einem Durchmesser von 4,5 cm gewählt werden. Bei nachlassender Anspannung kann auf einen Ball mit 5,5 cm Durchmesser umgestiegen werden. Da bei den speziellen Bällen eher das Gewicht ausschlaggebend ist, erfolgt die Größenangabe meist in Gramm. Ein kleiner Juniorbag bringt etwa 60 Gramm auf die Waage, große Jonglierbälle wiegen zwischen 110 und 130 Gramm.

Für die Kontaktaufnahme mit dem Beckenboden empfiehlt sich eine sitzende Position, am besten auf einem Stuhl, die Beine sind angewinkelt. Der Jonglierball wird so positioniert, dass er den Damm, die Übergangsstelle zwischen Scheide und Anus, berührt. Setzen Sie sich nun auf den Jonglierball und spüren Sie sich einfach in diese Situation hinein.

Bewegen Sie den Großzehenballen (das ist der vergrößerte, nach unten gewölbte Bereich an der Fußsohle, der vom Großzehengrundgelenk ausgeht) und die Fersen jetzt behutsam in den Boden hinein, entspannen Sie Zehen, Knie und Oberschenkel der Reihe nach. Diese Übung wird so oft wiederholt, bis ein leichter Zug von der Beinrückseite bis an die Sitzknochen zu spüren ist. Die Sitzknochen oder Sitzhöcker sind die Knochen, die beim Sitzen auf einer harten Fläche zu spüren sind.

Im nächsten Schritt gehen Sie erneut so vor, halten aber die leichte Spannung, wenn Sie den Zug verspüren. Jetzt ziehen Sie die Sitzknochen in Richtung Damm, lösen die Spannung auf und ziehen erneut zusammen. Diese Übung kann bis zu 50-Mal und mehr durchgeführt werden. Gehen Sie hierbei aber sehr sanft vor.

Am Anfang ist die Sitzposition auf dem Jonglierball ungewohnt, mitunter sogar sehr befremdlich, aber sie ermöglicht, die Beckenbodenmuskeln körperlich wahrzunehmen. Es reicht zunächst auch aus, den Ball auf dem Damm zu halten.

Der Markt bietet Alternativen zum Jonglierball, wobei dieser als Einstiegshilfe am besten geeignet ist. Daneben finden sich z. B. tamponförmige Konen in unterschiedlichen Gewichtsklassen und so genannte Beckenbodentrainer in Kegelform oder ebenfalls ähnlich wie ein Tampon konstruiert, die jedoch eingeführt werden müssen. Diese Hilfen aktivieren den Beckenboden mehr oder weniger automatisch beim Gehen, Sitzen oder unterstützend zu Übungen. Viele Frauen verspüren sogar nach der Anwendung eine Art Muskelkater. Für Frauen, die große Probleme mit dem Einführen von Finger und Tampon haben, sind diese Trainingselemente aufgrund ihrer Größe am Anfang eher ungeeignet.

Eine weitere und intelligente Möglichkeit eröffnen neue Trainingsgeräte, die in Form einer Platte mit einem sensoraktiven Keil gestaltet sind. Diese wird auf eine ebene Sitzfläche gelegt und Frau positioniert sich auf dem Keil, der auf dem Damm aufliegt. Über Bluetooth wird eine Verbindung zum Handy hergestellt. Der Keil sendet Signale über die Muskelspannung, die dann durch spielerische Übungseinheiten, die von der entsprechenden App vorgegeben sind, aktiv beeinflusst werden kann.

Das Beckenbodenkörbchen

Das Beckenbodenkörbchen ist das Muskelkörbchen der inneren Schicht, das eine leichte Spannung aufweisen und dennoch weich bleiben sollte. Die gleichnamige Übung wirkt sich positiv auf die gesamte Beckenbodenmuskulatur sowie auf Becken, Bauch und Rücken aus. Sie gleicht Spannungen aus, stabilisiert einen erschlafften und schwachen Beckenboden, Verspannungen lösen sich und die Durchblutung wird verbessert. Ziel der Übung ist es, zu lernen, die Beckenbodenmuskulatur bewusst anzuspannen und wieder zu entspannen.

Die Übung:

Beginnen Sie mit der Kontaktaufnahme wie beschrieben. Wenn Sie die Spannung im Bereich der Sitzknochen spüren, kommen Sie mit dem Becken/dem unteren Rücken in ein leichtes Hohlkreuz, so dass sich die Sitzknochen nach hinten bewegen. Ziehen Sie die Sitzhöcker leicht zusammen, dabei wird die Spannung im Beckenboden gehalten.

Gehen Sie aus dem Hohlkreuz. Versuchen Sie nun, Steiß- und Schambein in Richtung Boden zu ziehen. Jetzt halten Sie leicht die Spannung im Damm und richten diese zum Schambein hin. Die Scheide darf dabei nicht verkrampfen, sonst entsteht ein röhrenartiges Gefühl.

Nehmen Sie im nächsten Schritt wieder die Spannung im Damm auf und halten Sie diese über das Gesäß bis zum Steißbein. Entspannen Sie das Gesäß.

Nun wird der Rücken ganz lang gemacht. Sie atmen ein und beim Ausatmen stellen Sie sich vor, wie sich die Wirbelsäule Stück für Stück verlängert. Lassen Sie die Schultern entspannt und ziehen Sie diese ohne großen Kraftaufwand nach außen und dann nach unten. Machen Sie einen langen Hals wie ein stolzer Schwan.
Zum Abschluss der Beckenbodenaktivierung üben Sie den Wechsel von An- und Entspannung der Muskulatur: das Pulsieren. Versuchen Sie, die Beckenbodenmuskulatur, auch mit Hilfe der konkreten Vorstellung, von allen Seiten hin zum Damm zu konzentrieren und die Spannung zu fühlen. Lösen Sie die Spannung nur minimal und ziehen Sie dann wieder alle Muskeln bis zur Spannung am Damm zusammen. Lassen Sie wieder leicht los und bauen Sie die Spannung erneut auf. Fahren Sie so bis zu 30-Mal fort. Abschließend lösen Sie die Spannung ganz auf.

Beckenbodenübungen

Den Beckenboden nachhaltig kräftigen, so dass er seine Elastizität und Geschmeidigkeit zurückerhält und gleichzeitig fest und in einer leichten, angepassten Spannung bleibt, ist Sinn und Zweck von Beckenbodenübungen. Die Regelmäßigkeit und Konsequenz löst Verspannungen, gibt Ihnen ein optimales Gefühl für die Muskulatur und baut die Häufigkeit von Scheidenkrämpfen ab. Mit der Zeit erlangen Sie wieder das Gefühl von Unbeschwertheit und Beschwerdefreiheit.

Die Übungen sollten in einer ruhigen, störungsfreien Atmosphäre stattfinden. Wichtig ist, dass Sie dabei vollkommen entspannt sind. Hier dürfen Sie vor jeder Übung einen Check machen. Beginnen Sie beim Kopf, gehen Sie weiter über Gesicht, Schultern, Arme, Hände, Bauch, Becken, Rücken, Gesäß, Oberschenkel, Unterschenkel bis zu den Füßen.

Alle Köperteile sollten sich weich, warm, locker anfühlen. Atmen Sie ein und aus und achten Sie darauf, dass Sie den Atem nicht anhalten, denn das verspannt automatisch. Für Bodenübungen können Sie eine weiche Unterlage verwenden.

Mit diesen 5 ausgewählten Übungen können Sie starten:

1. Brücke

Ganz klassisch und zum Einstieg in jede Übungsrunde ist die Brücke. Sie entlastet und durchblutet den Beckenboden. Legen Sie sich auf eine weiche Unterlage auf den Boden, winkeln Sie die Beine leicht an. Die Füße bleiben am Boden, die Arme liegen locker am Körper. Jetzt heben Sie Becken und Gesäß an, Füße, Schultern und Arme bleiben dabei am Boden.

Die Beckenbodenmuskulatur wird nun bewusst angespannt und die Spannung für etwa 10 Sekunden gehalten. Dann entspannen Sie die Muskulatur, ohne sich aus der Position herauszubewegen. Wiederholen Sie An- und Entspannung im gleichmäßigen Atemrhythmus einige Male, solange Sie sich dabei wohlfühlen.

2. Beckenbodenübung in Bauchlage

Legen Sie sich auf den Bauch, winkeln Sie einen Arm ab und stützen Sie den Kopf leicht mit der Hand. Der andere Arm wird auf das Gesäß gelegt, die Hand ist ausgestreckt, die Handinnenfläche zeigt nach außen. Ziehen Sie die Sitzknochen nun zum Damm und achten Sie dabei darauf, dass sich die Gesäßmuskeln nicht mitanspannen. Das können Sie mit der Hand erfühlen. Ziehen Sie nun die Sitzknochen mit Hilfe der Gedanken bis hinunter zu den Kniekehlen, dabei streckt sich der untere Rücken, bleibt aber entspannt, ebenso wie das Gesäß.

Stellen Sie sich vor, wie Sie Ihre Wirbelsäule vom Damm bis zum höchsten Punkt am Kopf strecken und diese dabei immer länger wird. Die Sitzknochen werden nun im Wechsel links und rechts zuerst zum Damm und dann zu den Fersen gezogen und die Spannung jeweils wieder gelöst. Wiederholen Sie diesen Vorgang einige Male.

Vergessen Sie das Einatmen beim Anspannen und das Ausatmen beim Lösen nicht! Wichtig ist, dass Ihr Gesäß während der ganzen Übung absolut entspannt bleibt.

3. Die liegende 8 mit der Beckenbodenmuskulatur formen

Sie liegen auf dem Boden, die Beine sind angewinkelt, die Füße stehen hüftbreit auseinander. Beide Hände ruhen auf den Hüftknochen. Ziehen Sie die Sitzknochen nach unten, es entsteht ein leichtes Hohlkreuz. Bewegen Sie nun die Sitzknochen zum Damm und kommen Sie aus dem Hohlkreuz heraus, den Rücken dabei lang machen und sich vorstellen, wie sich Wirbel für Wirbel aufrichtet.
Stellen Sie eine Verbindung der Spannung vom Damm bis zum Schambein und zum Steißbein her. Ziehen Sie nun den rechten Sitzknochen zum Damm weiter

in Richtung Ferse, das Gleiche machen Sie mit dem linken Sitzknochen und wechseln dann rechts und links für einige Male ab. In dieser Bewegung formen Sie kleine Kreise, die an eine liegende Acht erinnern, indem Sie die Sitzknochen zur Ferse, weiter zu den Knien und bis zum Bauch bewegen.

4. Beckenboden nach oben schieben

Setzen Sie sich mit geradem Rücken auf den Boden (weiche Unterlage). Winkeln Sie die Beine ab, die Knie zeigen nach außen, die Fußsohlen berühren sich. Legen Sie die Hände auf die Fußknöchel. Nun ziehen Sie den Bauchnabel ein wenig nach innen. Die Sitzknochen werden nahe beieinander gezogen. Beim Einatmen wird der Beckenboden nach oben geschoben, beim Ausatmen kommt er wieder nach unten. Die Haltung bleibt weiterhin gerade, der Hals ist sanft gestreckt, der Kopf zeigt nach vorne. Mehrere Male wiederholen.

5. Beckenbewegungen zur Stärkung

Setzen Sie sich auf einen Hocker oder Stuhl. Der Oberköper ist gerade, die Füße berühren den Boden. Die Hände werden auf die Hüfte gelegt oder ruhen auf den Oberschenkeln. Bewegen Sie nun das Becken im langsamen Wechsel nach links und nach rechts, ohne dass sich der Oberkörper mitbewegt. Das Gesäß hebt sich bei dieser Übung leicht mit an.

Nun wird das Becken ebenfalls im Wechsel nach hinten und vorne gekippt. Die aufrechte Rückenhaltung beibehalten. Wiederholen Sie die Übung mehrere Male.

Mentaltraining

Unsere Gedanken haben eine immense Kraft. Sie können uns zu Höchstleistungen motivieren, wenn wir ein Ziel erreichen wollen. Genauso können Gedanken aber auch blockieren, insbesondere, wenn es sich um negative und angstbesetzte Gedanken handelt. Man spricht auch von der selbsterfüllenden Prophezeiung, wenn Gedanken so stark sind, dass sie in Erfüllung gehen, und aus den Gedanken werden Taten.

Die Kraft der Gedanken oder des Denkens lässt sich daher wunderbar einsetzen, um positive Ergebnisse zu erreichen. Dies geschieht durch Mentaltraining. Durch mentales Training können emotionale, kognitive sowie körperliche Fähigkeiten verbessert werden und das durch bewusst positive und erfolgreiche Vorstellungen, die es ermöglichen, Dinge, die schwer fallen oder nicht gelingen wollen, doch oder leichter zu tun.

Mentaltraining bietet sich für Frauen, die unter Vaginismus leiden, hervorragend an, um Ängste, Blockaden, düstere oder unangenehme Vorstellungen und Gedanken ins Positive, Motivierende umzukehren. Negative Verhaltens- und Denkweisen sowie ungünstige Gewohnheitsstrukturen können mit der eigenen Vorstellungskraft geändert werden. Wissenschaftler sprechen hier auch von der psychologischen Neustrukturierung des Gehirns.

Es geht also beim Mentaltraining darum, Methoden anzuwenden, die Denk- und Verhaltensweisen ändern. Zu diesen Methoden gehören die Nutzung von positiven Glaubenssätzen (Autosuggestion, Affirmation), Entspannung/ Meditation, die Visualisierung positiver Gedanken, das Löschen von Horror- oder Angstbildern im Kopf, Blockaden in Teilschritten auflösen, Erfolgsgedanken mehr Raum geben und auf schwierige Situationen übertragen.

Mentaltraining ist ein wichtiger der Teil der ganzheitlichen Behandlung von Vaginismus. Viele Frauen tun sich schon mit der Vorstellung schwer, selbst einen Finger, einen Tampon oder einen kleinen Dilator einzuführen. Dann gelingt es auch nicht. Gerade hier setzt Mentaltraining effektiv an.

Mentaltraining anwenden bei Vaginismus

Diese Methoden führen zum Erfolg

Für Frauen, die aktiv gegen den Vaginismus vorgehen wollen, bieten sich die folgenden Methoden an, um gezielt gegen die „Blockade“ vorzugehen:

- Entspannung
- Positive „Bilder im Kopf“ entstehen lassen
- Unangenehme Gedanken und Horrorszenarien löschen
- Blockaden schrittweise auflösen
- Positive Gefühle als Anker für Herausforderungen nutzen

1. Entspannung

Entspannung ist das A und O für einen ausgeglichenen Geist, den so schnell nichts aus der Ruhe bringt. Finden Sie das richtige Entspannungsprogramm, sei es Meditation, Yoga, Progressive Muskelentspannung. Lernen Sie, richtig zu atmen, damit Sie in Entspannung und Ruhe kommen. Oftmals halten Menschen sogar die Luft an, wenn sie etwas machen sollen, wovor sie Angst haben oder das ihnen schwerfällt. Bauen Sie die Entspannungsphase bei Ihrem Vaginal- und Beckenbodentraining stets mit ein.

2. Positive Bilder im Kopf entstehen lassen

Verharren Sie in der entspannten Position und beschäftigten Sie sich nun „nur in Gedanken“ mit dem, was Sie tun möchten. Wenn Sie einen Finger einführen wollen, stellen Sie sich die Schritte, die dazu erforderlich sind, der Reihe nach vor und zwar so, dass sie problemlos gelingen. Leiten Sie die Gedanken in die positive Richtung.

Tragen in entspannter Position Gleitgel auf, spüren Sie Ihren Beckenboden, atmen Sie ruhig weiter und führen Sie Ihren Finger ohne Blockade schmerzfrei ein. Vielleicht haben Sie dabei auch ein Lächeln auf den Lippen, weil es Ihnen so gut gelungen ist.

Diese positiven Gedanken wirken nach und eignen sich für alle Bereiche des Vaginaltrainings bis hin zur angenehmen Vorstellung vom schmerzfreien und schönen Sex mit dem Partner. Dabei sind Sie zunächst natürlich nur gedanklich aktiv. Aber: Je öfter Sie diese positiven Gedanken wiederholen, umso besser manifestieren sie sich im Gehirn. Das Gehirn lernt, die Schwierigkeiten zu verdrängen und überschreibt sie mit den neuen, positiven Vorstellungen.

3. Unangenehme Gedanken und Horrorszenarien aus dem Gehirn löschen

Es fällt gerade bei Vaginismus nicht schwer, sich unangenehme oder sogar sehr angst- und schmerzbesetzte Momente vorzustellen. Es reicht schon ein bestimmter „Triggergedanke“ und schon ist die unangenehme Situation vor dem geistigen Auge präsent. Stellen Sie sich diese Situation wie einen Film vor und nehmen Sie jeden Aspekt genauestens wahr.

Eine besonders unangenehme bzw. belastende Szene halten Sie nun bewusst fest, so als würden Sie auf Pause drücken oder diese Szene ausschneiden. Sie wird nun zu einem Bild, das Sie abspeichern.

Dieses Bild steht jetzt stellvertretend für Angst, Schmerz, Hilflosigkeit oder was immer Sie dabei Schreckliches empfinden. Danach versuchen Sie, sich den gerade mental erlebten „Horrorfilm“ noch einmal vorzustellen, aber diesmal mit einem Happy End. Die Situation verändert sich also zum Positiven. Drücken Sie auch hier die Pausentaste bei einem angenehmen Moment, der Sie glücklich stimmt. Jetzt haben Sie ein zweites Bild, ein Wunschbild, das Sie mit guten Gefühlen erfüllt. Dieser Punkt ist immens wichtig. Während die negativen Emotionen im Gehirn wie festgebrannt scheinen, fällt es hingegen schwerer, das Wunschbild mit einer positiven Emotion zu besetzen. Aber genau das ist es, was die Übung wesentlich ausmacht.

Stellen Sie sich ein Rechteck vor. Das Horrorbild füllt in Gedanken fast das ganze Rechteck aus, bis auf eine kleine Ecke im unteren Bereich. Dort sitzt das Wunschbild.

Und nun kommt eine spannende Übung: Lassen Sie das Horrorbild in Zeitlupe immer kleiner werden und das Wunschbild kontinuierlich wachsen, bis das Rechteck komplett damit ausgefüllt ist. Das kann am Anfang noch schwierig sein, weil das Horrorbild überwiegen möchte. Mit der Zeit funktioniert es immer besser, daher dürfen Sie nicht aufgeben, wenn diese Übung nicht auf Anhieb klappt. Mentaltraining bedeutet im wahrsten Sinne des Wortes „Training".

Sie können auch selbst eigene Möglichkeiten finden, mit denen Sie Horrorbilder gegen Wunschbilder austauschen. Wandeln Sie die Horrorvision beispielsweise in einen Tennisball um und schlagen Sie diesen soweit wie möglich von sich weg. Die Wunschvision hingegen kommt als Ball (in einer anderen Farbe oder auch größer) zu Ihnen zurück und Sie fangen sie begeistert auf.

Die Horrorvorstellung, der Horrorfilm oder ein Horrorbild kann auch in ein Boot gesetzt werden und schwimmt auf Nimmerwiedersehen davon. Sie finden dafür eine Flaschenpost, in der sich die Wunschvorstellung oder das Wunschbild befindet. Betrachten Sie diese als wunderbares Geschenk.

4. Blockaden schrittweise auflösen

Von der Vorstellung zur Handlung in ganz kleinen Schritten lautet die Devise bei dieser Übung. Dazu stellen Sie sich zunächst eine für Sie problematische Situation vor, z. B. einen Tampon einzuführen. Schon allein der Gedanke daran löst vermutlich Unbehagen und Angst aus.

Lassen Sie die unschönen Empfindungen, die dabei entstehen, einfach zu. Dann nähern Sie sich tatsächlich mit Finger und Tampon dem Scheideneingang und achten dabei genau auf Ihre körperlichen und emotionalen Reaktionen. Es bricht vielleicht Schweiß aus, Ihre Hände sind nass, die Angst vergrößert sich und der Magen reagiert mit. Beobachten Sie genau und gehen Sie nun den nächsten Schritt, in dem Sie versuchen, den Tampon einzuführen. Fühlen Sie, wie sich der Beckenboden verkrampft, die Scheide kann brennen und mitunter treten Schmerzen auf. Jetzt ist der Zeitpunkt erreicht abzubrechen.

Die Aufgabe lautete in diesem Fall: Einen Tampon einführen. Diese wird in drei Einzelschritte unterteilt:

- Die Vorstellung den Tampon einzuführen
- Eine Annährung mit Finger und Tampon an den Intimbereich
- Die tatsächliche Handlung

Je nach Art der Aufgabe kann diese noch in weitere Einzelschritte untergliedert werden.

Beginnen Sie jeden Schritt mit einer regelmäßigen Atmung und in einem möglichst entspannten Zustand. Versetzen Sie sich nun gedanklich in den Vorgang und probieren Sie durch Atmung und eine entspannte Haltung, diesen Schritt im Kopf geschehen zu lassen.

Wiederholen Sie diesen Schritt solange, bis die Vorstellung an das Einführen des Tampons keine Angst und kein Unwohlsein mehr erzeugt.

Anschließend können Sie den nächsten Teilschritt ebenso in Angriff nehmen, bis Sie den ganzen Prozess absolviert haben. Durch das langsame, entspannte und ruhige Üben der kleinen Teilschritte erreichen Sie Ihr Ziel. Setzen Sie sich jedoch nie selbst unter Druck, es gibt hier keinen vorgeschriebenen Zeitraum, innerhalb diesem Sie die Aufgabe „Tampon einführen" zu erledigen haben. Es dauert so lange, wie es dauert. Nach diesem Schema können Sie auch neue Prozesse wie das Einführen des Fingers oder eines Dilators schrittweise angehen, um Selbstblockaden zu lösen.

5. Positive Gefühle bewusst als Anker für Herausforderungen nutzen

Mit bestimmten Dingen, z. B. Musik, Düfte, Gerüche, Stimmen, Fotos, Namen, etc., verbinden wir aus der Erinnerung heraus gute oder traurige Momente, Erlebnisse und Erfahrungen. Nutzen Sie bei dieser mentalen Trainingsübung bewusst positive Erinnerungen. Denken Sie z. B. an einen Song, bei dem Sie schöne Momente erlebt haben oder rufen Sie sich den Duft von Kuchen an einem Sonntagmittag bei der geliebten Oma in die Gedankenwelt. Legen Sie sich einen Pool von schönen Gefühlen an und erleben Sie diese in Gedanken intensiv. Sie werden zu einem Anker, der Ihnen für neue Herausforderungen, um den Vaginismus zu behandeln, Kraft, Mut und Zuversicht schenkt.

Halten Sie ein bestimmtes, gutes Gefühl aus Ihrer Erinnerung fest und verknüpfen Sie es mit einem realen Gegenstand. Das kann ein Fingerring, eine Kette, ein Stofftier, ein Foto sein. Aber auch Namen und ein Duft lassen sich bewusst mit den positiven Emotionen besetzen. Wenn Sie eine schwierige Aufgabe vor sich haben, z. B. mit dem Dilator üben, reiben Sie über den Ring, berühren die Kette oder das Stofftier, riechen an einem Duftfläschchen, rufen in Gedanken den Namen. Jetzt sind die schönen und guten Erinnerungen sofort da und erleichtern Ihnen die Aufgabe.

Auch Erfolgsgefühle, die Sie in anderen Situationen empfunden haben, können Sie auf diese Weise aktivieren.

Denken Sie zum Beispiel daran, wie Sie Ihre Führerscheinprüfung bestanden haben, wie Sie sich dabei gefühlt haben und welche Eigenschaften es dazu gebraucht hat, damit Sie das Schaffen. Ausdauer, Lernbereitschaft, Konzentration, Mut. Da Sie diese positiven Eigenschaften und sicher noch viele mehr besitzen, sind sie ebenso als Anker geeignet. Diese Eigenschaften lassen sich ebenfalls auf einen Gegenstand projizieren und gedanklich aktivieren. Das funktioniert sogar durch kleine Rituale wie mit den Fingern ein Herz bilden, die Arme nach oben strecken oder einen flauschigen Teppich berühren.

Fangen Sie doch gleich damit an und gehen Sie auf die Suche nach Glücksgefühlen, Erfolgsgefühlen und stärkenden, motivierenden Eigenschaften, die alle in Ihnen verborgen sind. Setzen Sie damit Ankerpunkte, die Ihnen Kraft und Zuversicht schenken.

Entspannung

Entspannung allgemein

Anspannung, Stress, Schmerzen und Angst begleiten viele Vaginismus-Patientinnen. Entspannung ist eine wichtige Grundlage, all diese Beeinträchtigungen zu lindern.

Damit dies gelingt und das vegetative Nervensystem beruhigt werden kann, sollte man unnötigen Stress vermeiden und zudem lernen, wie man mit Stresssituationen besser umgehen kann. Regelmäßige Entspannungsübungen wie insbesondere progressive Muskelentspannung nach Jacobson, Yoga und Autogenes Training sollten daher ein fester Bestandteil des Therapiekonzeptes bei Vaginismus sein.

Für welche Methode man sich entscheidet, sollte nach den persönlichen Vorlieben ausgewählt werden. Während einige Personen bei aktiven Entspannungsübungen am besten abschalten können, gelingt dies anderen besser bei passiven Anwendungen. Wenn man noch nicht weiß, was einem am besten liegt, kann man verschiedene Methoden ausprobieren.

Wenn die Entspannungsübungen regelmäßig durchgeführt werden, stellen sich die positiven Veränderungen schon nach kurzer Zeit ein. Nervosität, Ängste und Anspannung lassen spürbar nach.

Autogenes Training

Seit Jahrzehnten ist Autogenes Training eine der beliebtesten Entspannungsmethoden und wird auch als „Entspannungsklassiker" bezeichnet.

Die Entspannung erfolgt, indem man sich auf einen bestimmten Körperbereich konzentriert und währenddessen bestimmte Sätze wiederholt. Die Übungen erfolgen mit geschlossenen Augen in sitzender oder liegender Position. Währenddessen wiederholt man Sätze wie „Mein rechter Arm ist ganz warm", „Mein linker Fuß ist ganz schwer", „Meine Stirn ist glatt". Durch diese Konzentration wird ein Entspannungszustand erreicht.

Im Unterschied zu manch anderer Entspannungsmethode bedarf es beim Autogenen Training etwas Übung. Meistens erlernt man dies in entsprechenden Kursen, die z. B. von der VHS angeboten werden. Man geht davon aus, dass nach einer ca. 6-wöchigen Anwendung mit 1 – 2 wöchentlichen Sitzungen das Erlernte alleine Zuhause fortgesetzt werden kann.

Dem Autogenen Training wird nachgesagt, dass es zu einer spürbaren Stressreduzierung und zu einer Verbesserung des Allgemeinbefindens führt.

Muskelrelaxation nach Jacobson

Eine der am leichtesten zu erlernende Entspannungsmethoden, die bei Vaginismus hilft, ist die Muskelrelaxation nach Jacobson. Sie wurde bereits vor mehr als 70 Jahren von dem aus Schweden stammenden Arzt Edmund Jacobson entwickelt und ist auch als „Tiefenmuskelentspannung" und „Progressive Muskelentspannung" bekannt.

Diese einfache Entspannungstechnik ist ohne großen Aufwand anzuwenden und sogar in sehr unruhigen Umgebungen und Situationen im Sitzen, Stehen oder Liegen möglich.

Grundlage dieser Methode bildet die Annahme, dass Körper und Seele in enger Verbindung zueinanderstehen und es durch seelische Belastungen zu

Muskelverspannungen kommt. Sobald man unbeschwert und locker ist, fühlt man sich insgesamt relaxter, was sich auch durch entspannte Muskeln bemerkbar macht.

Um die Muskelrelaxation nach Jacobson anzuwenden, ist es wichtig, dass man den Unterschied zwischen muskulärer An- und Entspannung bewusst wahrnimmt. Zudem ist eine entspannte Atmung erforderlich, bei der das Ein- und Ausströmen der Atemluft allein durch das Absenken und Hochwölben des Zwerchfells sorgt. All dies ist nicht sehr schwierig und kann in kürzester Zeit erlernt werden.

Eine Grundübung wird in bequemer Rückenlage ausgeübt und beginnt mit den Füßen. Diese werden zur sogenannten Zehenfaust angespannt, während die Zehen möglichst weit Richtung Ferse gebeugt werden. Die Muskeln werden dabei so intensiv angespannt, dass die Füße leicht zu zittern beginnen. Im Allgemeinen wird die Spannung zwischen 2 und 4 Sekunden gehalten und dann abrupt gelöst.

Der Reihe nach werden anschließend die Unter- und Oberschenkelmuskeln sowie die Muskeln von Gesäß, Bauch, Becken und Gesicht angespannt. Danach kommt die wichtige Phase, während der die Entspannung bewusst wahrgenommen wird und man sich intensiv auf das jeweilige Körperteil konzentriert.

Mit etwas Training erreicht man nach 2–4 Wochen, dass sich der gewünschte Entspannungszustand bereits nach wenigen Minuten einstellt. Etwas länger dauert es, bis man in der Lage ist, diese Entspannungsmethode in jeder beliebigen Situation und in unruhiger Umgebung zu erreichen.

Maßgeblich für den Erfolg ist regelmäßiges Training, denn schon nach einer Pause von mehr als 4 Tagen fängt der Muskel an, die zuvor erlernte Entspannungsfähigkeit zu vergessen. Ist man gut trainiert, dann gelingt es allerdings schon nach nur 5 Minuten Training alle 4 Tage, eine optimale Entspannungsbereitschaft zu erhalten.

Yoga

Yoga ist eine uralte Lehre mit sanften Körper-, Dehn- und Atemübungen, die ihren Ursprung in Indien hat. Wörtlich übersetzt heißt Yoga „Vereinigung von Körper und Geist“ und verbindet körperliche und geistige Übungen mit philosophischen Überlegungen. So sagt man heute auch, dass Yoga eine Verbindung von Körper, Geist und Seele ist. Yoga gilt als die älteste bekannte Form, bei der all diese Aspekte abgedeckt werden.

Es gibt viele verschiedene Yogaströmungen, aber sie basieren alle auf 84 verschiedenen körperlichen Übungen, die als Asanas bezeichnet werden. Je nach Yogaart werden die Übungen unterschiedlich betont und variiert, es gibt Stand-, Dreh- und Umkehrstellungen sowie Beugen nach vorne, hinten und zur Seite.

Yoga trainiert den gesamten Körper, und seit jeher kommt Yoga bei der Behandlung von verschiedenen gesundheitlichen Problemen zum Einsatz. Neben allgemeinen Wirkungen auf den Körper wie etwa die Lösung von Blockaden und Verspannungen und die Verbesserung der Körperhaltung sorgt Yoga auch für eine Kräftigung der Muskulatur. Jedes Mal, wenn eine Übung mit tiefer Zwerchfellatmung erfolgt, ist eine noch breitere Wirkung zu spüren. Egal welche Pose gewählt wird – jede Pose bietet Erleichterung für die Muskeln und reduziert Anspannung und Stress.

Bei Vaginismus ist Yoga therapieunterstützend, indem nicht nur Verspannungen beseitigt werden, sondern auch eine verbesserte Durchblutung des Organismus erreicht wird und Muskeln geschmeidiger werden. Zudem führt Yoga häufig auch zu einer spürbaren Schmerzlinderung und zu einem ausgeglichenen Hormonhaushalt, indem die Übungen die Hormondrüsen natürlich anregen.

Ein wesentlicher Grund für den vielfältigen Nutzen von Yoga wird darin gesehen, dass die Übungen den gewohnten Zug der Schwerkraft auf die Lymphdrüsen, Muskeln und Blutgefäße umkehren. So entlasten beispielsweise die Übungen alle Muskeln des Körpers, die sich sonst ständig dem Zug der Schwerkraft widersetzen müssen. Verschiedene gesundheitliche Effekte sind inzwischen wissenschaftlich nachgewiesen wie etwa die Linderung von Durchblutungsstörungen, Rückenschmerzen, Schlafstörungen und Stress.

Ein Großteil des Erfolges von Yoga steht in Abhängigkeit mit einer korrekten Ausführung der Übungen. Das ist zu Beginn nicht immer einfach, denn viele Übungen beanspruchen Muskeln, die im alltäglichen Leben gar nicht oder nur wenig gefordert werden. Zumindest am Anfang sollte man daher einen Kurs unter der Leitung einer erfahrenen Yogalehrerin besuchen.

Yoga zu praktizieren, ist abgesehen von bestimmten anspruchsvollen Übungen, für die meisten Menschen möglich, es ist preiswert und ohne große Vorbereitung möglich. Man braucht außer einer rutschfesten Unterlage keine weiteren Utensilien oder Hilfsmittel. Es ist weder viel Platz nötig, noch eine besondere Kleidung. Das ist es, was Yoga auch ausmacht und so beliebt macht: Yoga ist nur der Körper und man selbst.

Yoga kann man bequem zuhause mithilfe von Online-Kursen oder vor Ort in entsprechenden Studios erlernen, wo man individuelle Trainingsunterstützung erhält. Am Anfang ist regelmäßige Übung erforderlich.

Balasana (Stellung des Kindes)

Diese Position erinnert an die Haltung eines Fötus im Mutterleib. Sie hilft dabei, den Beckenboden, die Oberschenkel, den unteren Rücken und die Oberschenkel mit jedem Atemzug zu dehnen.

Ananda Balasana (Glückliches Baby)

Diese Übung ist besonders für die Frauen vorteilhaft, die tagsüber viel Zeit in sitzender Position verbringen. Die positiven Wirkungen bei dieser Pose betreffen die Becken- und Rückenmuskulatur.

Hormon-yoga

Viele Yogaübungen sorgen für eine vermehrte Hormonproduktion und einen ausbalancierten Hormonrhythmus. Als noch effektiver im Hinblick auf den Hormonhaushalt gilt inzwischen das sogenannte Hormon-yoga, das viel komplexer und intensiver ist. Diese Yogaform geht auf die Brasilianerin Dinah Rodrigues zurück, die das Hormon-yoga auf der Grundlage des traditionellen Yoga entwickelte. Hormon-yoga ist besonders für Frauen konzipiert und beinhaltet Übungen, die das gesamte Hormonsystem stärken und verschiedene Hormone ins Gleichgewicht bringen.

Auf den ersten Blick erscheint dieser Anspruch weit hergeholt, doch zeigen zahlreiche Erfahrungsberichte, dass die Wirkung tatsächlich nicht lange auf sich warten lässt. Beschwerden, die in Verbindung mit einem unausgewogenen Hormonspiegel stehen, können gelindert oder beseitigt werden.

Die Wirksamkeit des Hormon-yogas ergibt sich aus der Aktivierung des ganzen Körpers in Kombination mit intensiven Atemübungen und Massagen der inneren Organe durch die gezielten Bewegungsabläufe. Dies soll nicht nur eine Harmonisierung der Körperfunktionen, sondern auch des Hormonspiegels ermöglichen.

Vaginaltraining

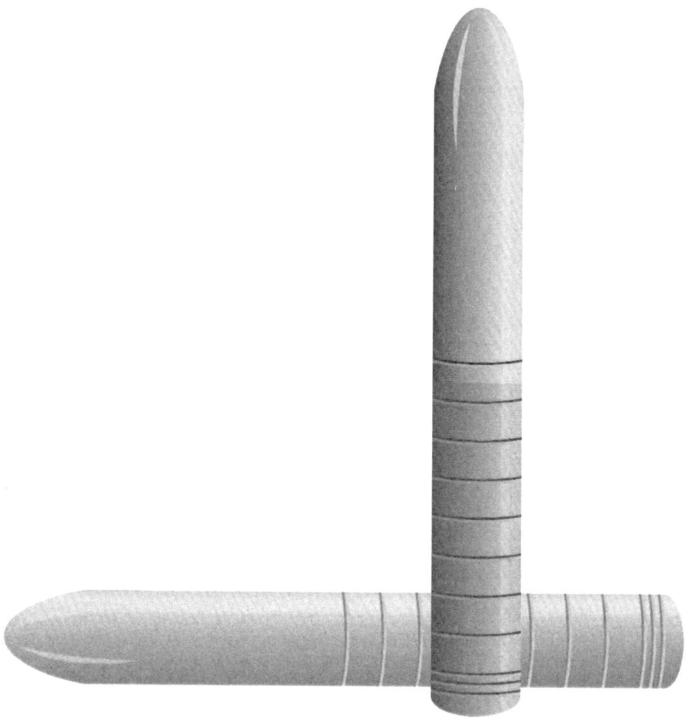

Dilatoren – die wichtigsten Trainingsgeräte

Das Training mit Dilatatoren – auch als Dilatoren, Dehnungsstifte oder Hegarstäbe bezeichnet – ist die wohl häufigste, wichtigste und effektivste Behandlungsmethode bei Vaginismus. Dilatoren werden daher oft von Gynäkologen und Physiotherapeuten empfohlen.

Dilatoren kommen nicht nur bei Vaginismus zum Einsatz, sondern sind auch wichtige Trainingsgeräte bei der postoperativen Genesung, bei Dyspareunie, Krebstherapien, altersbedingten Veränderungen der Vagina, der Rekonditionierung der Vagina nach einer langen sexfreien Phase, zur Behandlung von Verwachsungen und nach einer geschlechtsanpassenden Operation.

Rein optisch betrachtet ähneln Dilatoren Sexspielzeugen, dennoch handelt es sich hierbei um medizinische Geräte aus sehr glattem und leichtem Kunststoff oder Glas. Einige Fachleute empfehlen, feste Dilatoren aus hartem Kunststoff zu verwenden anstatt weicherer Modelle aus Silikon, doch manche Frauen machen beim Training gegenteilige Erfahrungen.

Dilatoren sind röhrenförmig und meist etwas konisch ausgeformt, sodass sie vaginal eingeführt werden können. Es können stattdessen auch Gegenstände „zweckentfremdet" werden wie Kerzen, Gemüse, Dildos oder Vibratoren – je nach persönlicher Vorliebe und abhängig von der finanziellen Situation, denn medizinische Dilatoren sind nicht ganz billig. Einige Frauen bevorzugen Vibratoren aufgrund der Vibration, weil hierdurch eine bessere Entspannung der Muskeln möglich ist.

Dilatoren sollen die Vaginalmuskulatur langsam an das Gefühl des Eindringens in die Vagina gewöhnen, damit sie bei Penetrationsversuchen nicht anspannt. Zudem sollen sie dabei helfen, die Vagina zu dehnen, ihre Elastizität zu verbessern und die Muskeln zu desensibilisieren. Zudem ermöglichen Dilatoren eine präzise Kontrolle über die Größe und den Einführungswinkel, und mit ihrer Hilfe kann der Muskelreflex ausgelöst werden wie bei einem sexähnlichen Kontext. Die Reaktion des Limbischen Systems, welches häufig die eigentliche Ursache für das Engegefühl und Penetrationsschwierigkeiten bei Vaginismus ist, kann durch regelmäßiges Training beseitigt werden. Die Dilatoren wirken somit quasi wie eine Reset-Taste für die Vagina.

Bei einer Indikation wie Vaginismus können die Kosten für die Dilatoren von Krankenversicherungen erstattet werden. Voraussetzung hierfür ist eine Verordnung des behandelnden Arztes.

Man kann Dilatoren bequem und anonym online bestellen. Sie werden in einem Set mit verschiedenen abgestuften Größen angeboten, sodass eine stetige Anpassung möglich ist. Die Vagina wird hierdurch schrittweise daran gewöhnt, einen immer größeren Dilator aufzunehmen ohne zu verkrampfen. In kleinen Schritten geht es voran, sodass das Einführen mit jedem Tag etwas einfacher wird. Das Ziel ist erreicht, wenn die Dilator-Größe der Penisgröße des Partners entspricht.

In Verbindung mit bestimmten Übungen, bei denen die Vaginalmuskeln bewusst angespannt und entspannt werden, lernen die Frauen, die jeweils auslösende Reaktion auszuschalten, die zuvor das Engegefühl ausgelöst oder den Eingang der Vagina verschlossen hat. Somit führt das Dilatoren-Training auch dazu, ein neues „Muskelgedächtnis" zu erzeugen. Der Körper stellt sich wieder darauf ein, einen völlig schmerzfreien Geschlechtsverkehr zu ermöglichen.

Für eine erfolgreiche Therapie ist regelmäßiges Training über einen längeren Zeitraum unverzichtbar. Es dauert normalerweise einige Wochen, bis die Beschwerden und Schmerzen nachlassen und schmerzfreier Geschlechtsverkehr möglich wird. Wie lange die Dilator-Therapie durchgeführt werden muss, hängt von vielen Faktoren ab. Der behandelnde Gynäkologe oder Physiotherapeut kann dabei helfen, die persönlich passende Therapiedauer festzulegen.

Anfangs lernt die Patientin für sich allein, die Dilatoren einzuführen, im späteren Verlauf kann der Partner mit einbezogen werden. Dabei ist es wichtig, dass die Patientin das Zepter in der Hand behält und die Übungsabläufe bestimmt.

Was kann man nach einer erfolgreichen Dilator-Therapie erwarten?

Die Anspannung der Beckenbodenmuskulatur lässt nach.

Gynäkologische Untersuchungen sind einfacher möglich.

Tampons können leichter eingeführt werden.

Reduzierung der Schmerzen bei der sexuellen Penetration.

Wie kann man Dilatoren diskret aufbewahren?

Die Aufbewahrung der Dilatoren ist für Frauen eine heikle Frage, die in einem Mehrpersonen-Haushalt leben und keinen privaten Bereich haben, wo sie die Dilatoren diskret unterbringen können.

Eine praktikable Möglichkeit besteht darin, den Dilator nach dem Gebrauch zu waschen, zu trocknen und anschließend in die Box oder Tasche des Herstellers zu legen, die man diskret im Nachttischchen aufbewahren kann.

Einfacher ist die Aufbewahrung für Frauen, die allein mit ihrem Partner leben, denn hier ist in der Regel ein offener Umgang mit den Dilatoren an der Tagesordnung.

Was ist, wenn sogar der kleinste Dilator zu groß ist?

Manchen Frauen ist sogar der kleinste Dilator viel zu groß. Hier können das Einführen des kleinen Fingers oder das Üben mit Minitampons während der Menstruation hilfreich sein. Möglich ist auch, dass man bestimmte Gegenstände zweckentfremdet wie etwa einen Pinsel-Stiel. Auch das Zurechtschneiden von Gemüse wie z. B. Möhren, kann eine Idee sein. Was auch immer Sie verwenden – achten Sie darauf, dass Sie den Gegenstand desinfizieren können und dass keine Verletzungsgefahr von ihm ausgeht.

Wie schafft man den Umstieg auf einen größeren Dilator?

Der Umstieg auf einen nächstgrößeren Dilator ist immer eine Herausforderung. Für den Übergang ist es für viele Frauen hilfreich, jede Sitzung mit der aktuellen Dilatorgröße zu beginnen und nach der Hälfte der Zeit zum nächstgrößeren Dilator zu wechseln, den man mit sehr viel Gleitmittel verwendet.

Dilatorübungen - je länger je besser?

Erfahrungen von Anwenderinnen zeigen, dass es nicht entscheidend ist, die Dilatorübungen möglichst lange zu praktizieren, sondern dass es vielmehr darauf ankommt, so oft wie möglich zu trainieren. Also besser täglich 15 Minuten üben, anstatt einmal wöchentlich 1 Stunde.

Kann man auch als Jungfrau mit den Dilatoren therapieren?

Mit zunehmendem Alter und mit der körperlichen Reife entwickelt sich das Jungfernhäutchen zu einer sehr dünnen Membran, die elastischer wird und sich teilweise weit auseinanderziehen lässt.

Normalerweise sind nur wenige Nervenenden vorhanden und verursachen nur geringfügige Schmerzen, wenn das Häutchen auseinandergezogen wird.

Ist das Jungfernhäutchen zu Beginn des Trainings mit den Dilatoren noch ganz oder teilweise intakt, kann man es in der Regel auseinanderziehen, ähnlich wie bei der Verwendung von Tampons.

Anwendung von Dilatoren

Beim Einsatz von Dilatoren ist auf größtmögliche Hygiene zu achten, um Infektionen zu vermeiden. Zudem ist es wichtig, das Training entspannt und in Ruhe durchzuführen, denn eine hektische Arbeitsweise führt schnell zu Verletzungen.

Ziel der Dilator-Anwendung ist es, die Vagina zu dehnen. Das Einführen eines Dilators vor dem Geschlechtsverkehr macht diesen einfacher, weil es das Einführen des Penis erleichtert. Das Einführen eines passenden Dilators sollte keine Schmerzen verursachen. Am Anfang, wenn der Muskel noch ungeübt ist, kann leichtes Brennen auftreten, aber das ist kein Grund zur Besorgnis.

Verwenden Sie Gleitmittel, denn die natürliche Lubrikation der Vagina reicht möglicherweise nicht aus. Das Gleitmittel sollte auf Wasserbasis sein, denn es lässt sich leichter vom Dilator abwaschen als Gleitmittel auf Öl- oder Silikonbasis. Viele Anbieter liefern Dilatoren zusammen mit passendem Gleitmittel.

Beginnen Sie mit dem kleinsten Dilator in Ihrem Set, und gehen Sie langsam und vorsichtig vor. Eventuell stellen Sie fest, dass am Anfang nur die Spitze toleriert wird, das ist nicht ungewöhnlich und sollte Sie wirklich nicht beunruhigen. Sie dürfen ruhig frustriert sein, das ist völlig normal!

Es ist auch nicht ungewöhnlich, wenn dies am Anfang häufiger vorkommt, aber je öfter Sie trainieren, umso mehr lässt die Verkrampfung nach, denn die Muskeln um den Vaginalkanal herum lernen zu entspannen.

Wenn Therapeuten von einem „Arbeitsdilator“ sprechen, dann meinen sie den Dilator, der mit etwas Mühe, aber ohne Schmerzen eingeführt werden kann. Diese Größe wird nur langsam gesteigert und erst, wenn Sie problemlos einen Dilator einer Größe vollständig in die Vagina einführen können, und dies nicht unangenehm ist, kommt die nächsthöhere Größe zum Einsatz.

Jede Trainingseinheit sollte täglich 1–2-Mal jeweils 20 - 30 Minuten betragen und beginnt damit, 5 Minuten lang mit dem Dilator zu starten, der eine Größe kleiner ist als der Arbeitsdilator. Je mehr sich die Vagina im Laufe der Zeit dehnt, umso längere Trainingseinheiten sind möglich. Wenn Sie anfangs keine 20 Minuten trainieren können, lassen Sie sich nicht entmutigen. Geben Sie nicht auf und freuen Sie sich über jeden noch so kleinen Fortschritt.

Nicht nur die Tagesform, sondern auch die Tageszeit hat Einfluss auf den Trainingserfolg. Bei vielen Frauen ist die Vaginalmuskulatur in den Morgenstunden angespannter als am Nachmittag oder Abend. Wenn Sie das bei sich beobachten, passen Sie die Trainingszeiten entsprechend an die für Sie beste Tageszeit an.

Das Trainingsziel ist dann erreicht, wenn die Dilatorgröße der Penisgröße Ihres Partners entspricht. Es ist nicht nötig, eine weitere Dilator-Größe einzusetzen.

Los geht`s

Suchen Sie sich einen ruhigen Ort in der Wohnung, an dem Sie allein und ungestört sind, denn es ist wichtig, dass Sie sich wohlfühlen und entspannen können. Das kann Ihr Schlafzimmer sein oder eine bequeme Couch im Gästezimmer.
Bevor Sie starten, begeben Sie sich in eine bequeme Position, und atmen Sie einige Male tief durch, um zu entspannen.

- Legen Sie sich auf den Rücken, stellen Sie die Füße flach auf, und winkeln Sie die Beine leicht an.

- Spreizen Sie die Beine, sodass sie schulterbreit auseinanderstehen. Mit einem Kissen unter den Knien ist es etwas bequemer.

- Alternativ legen Sie sich seitlich in die Fötus-Stellung.

- Berühren Sie die Öffnung der Vagina mit der Hand. Damit sich der Dilator leichter einführen lässt, tragen Sie Gleitmittel auf die Öffnung der Vagina und den Dilator.

- Führen Sie das runde Ende des Dilators langsam in die Vagina ein, so als ob Sie einen Tampon einführen würden.

- Führen Sie den Dilator so weit ein, bis Sie eine Sperre oder ein leichtes Unbehagen spüren. Wenn Sie keinen Druck empfinden, verwenden Sie einen größeren Dilator. Sobald jedoch Schmerzen auftreten, hören Sie sofort auf. Wenden Sie niemals Gewalt an!

- Wenn es schwierig ist, den Dilator einzuführen, machen Sie einige tiefe Atemzüge. Konzentrieren Sie sich darauf, die Beckenbodenmuskeln zu entspannen. Versuchen Sie anschließend, den Dilator etwas weiter einzuführen.

- Es kann sein, dass Sie den Dilator mit einer Hand festhalten müssen, weil die Vaginalmuskeln versuchen, den Dilator herauszuschieben.

- Es ist nicht wichtig, dass Sie den Dilator sofort vollständig einführen können. Mit der Zeit und mit regelmäßigem Training geht es immer ein Stückchen weiter. Jeder Zentimeter zählt!

- Schieben Sie den Dilator vorsichtig ein und aus, um die Länge der Vagina zu dehnen. Drehen Sie den Dilator in sanften Kreisen, um den Durchmesser der Vagina zu dehnen. Wiederholen Sie dies einige Male.

- Nach der Anwendung waschen Sie den Dilator mit heißem parfümfreiem Seifenwasser ab. Lassen Sie ihn an der Luft trocknen oder trocknen Sie ihn mit einem sauberen Papier- oder Handtuch. Bewahren sie ihn in der Aufbewahrungstasche auf.

- Wenn Sie häufig von Harnwegsinfektionen betroffen sind, leeren Sie die Blase nach jeder Dilator-Anwendung.

Tipp:

Manche Frauen finden es hilfreich, wenn sie das Dilator-Training mit zunächst nach oben gekippter Hüfte beginnen. Anschließend wird die Hüfte langsam nach unten abgesenkt.

WICHTIG:

Verwenden Sie Dilatoren nicht während des Geschlechtsverkehrs, und laufen Sie nicht mit einem eingesetzten Dilator herum. Außerdem dürfen Sie Dilatoren nicht bei Entzündungen des Unterleibs und akuten Infekten des Genitaltraktes verwenden.

Dilator-Arten

Dilatoren gibt es in vielen Formen und Größen, für eine erfolgreiche Therapie ist die Wahl des richtigen Dilators entscheidend.

Nicht-magnetische Dilatoren

Nicht-magnetische Dilatoren sind die am häufigsten zum Einsatz kommenden Arten und haben bereits vielen tausenden Frauen mit Vaginismus geholfen. Sie bestehen üblicherweise aus Polycarbonat-Kunststoff und werden in Fünfer-Sets angeboten, manche Hersteller bieten auch den Kauf einzelner Dilatoren an.

Magnetische Dilatoren

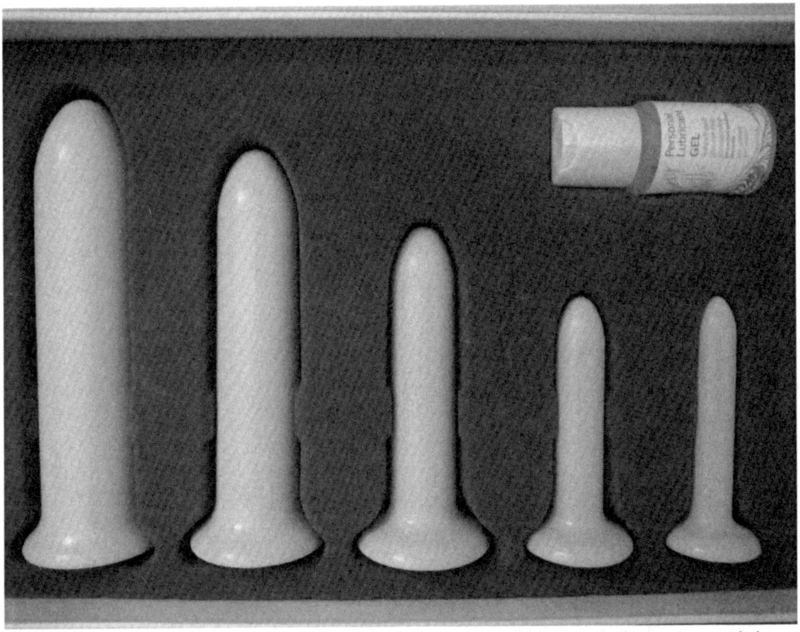

Obwohl nicht-magnetische Dilatoren sehr nützlich sind, können solche mit Magneten für manche Frauen noch besser funktionieren und einen schnelleren Therapieerfolg hervorbringen. Hersteller werben damit, dass sie grundsätzlich effektiver wirken sollen als nicht-magnetische Dilatoren.

Das Angebot an magnetischen Dilatoren ist noch sehr klein. Die unter dem Namen VuVa™ bekannten Dilatoren sind die einzigen patentierten Dilatoren mit sogenannten Neodym-Magneten und wohl auch die einzigen mit einer klinischen Studie. Zahlreiche Erfahrungsberichte von Kundinnen hierzu klingen vielversprechend, demnach sollen sich bei ihnen die Penetrationsschmerzen durch die magnetischen Dilatoren deutlich reduziert haben.

Die VuVa™-Unternehmensgründerin war einst selbst von Vaginismus betroffen und entwickelte aufgrund ihrer eigenen Erfahrungen die magnetischen Dilatoren. Zwar ist das Unternehmen in Florida ansässig, aber dank Internet ist es einfach, sie weltweit zu erwerben. Die Anschaffung ist teurer als die von nicht-magnetischen Dilatoren, was auf die enthaltenen kostspieligen Magnete zurückzuführen ist.

Jeder komplette Satz besteht aus 5 Dilatoren in unterschiedlichen Größen und enthält über 60 Neodym-Magnete. Dies sind die am stärksten wirkenden Dauermagneten der Welt, sie gehören zur Familie der Seltenerdmagnete und bestehen hauptsächlich aus Neodym (Nd), Eisen (Fe) und Bor (B). Sie werden auch als NdFeB-Magnete oder NIB bezeichnet.

Die Magnete werden in Handarbeit in den Dilatoren platziert. Dabei zeigt die Nordseite nach außen, wodurch eine maximale Tiefenwirkung erreicht wird. Wenn man eine Lampe an einen der rosafarbenen Dilator hält, kann man die Magnete sehen, bei den graufarbenen ist es schwieriger. Wenn man mit einem der größeren Dilatoren auf eine Tischkante klopft, kann man die Magnete sogar hören.

Trotz der Magnete sind die Dilatoren leichter als die meisten anderen nicht-magnetischen Varianten, denn der verwendete medizinische Kunststoff ist extrem leicht, einschließlich der Hülsen, an denen die Magnete befestigt sind.

Magnete haben eine lange Tradition bei der Behandlung von Krankheiten, schon die alten Ägypter, Chinesen und Hippokrates verwendeten magnetische Steine. Auch Prof. Werner Heisenberg, Physiker und Philosoph, sowie Nobelpreisträger der Physik, war seinerzeit von der Wichtigkeit der magnetischen Kraft überzeugt: „Die magnetische Energie ist die elementare Energie, von der das gesamte Leben des Organismus abhängt.“

Insbesondere seit den 1970-er Jahren haben die Erfahrungen und Erfolgsmeldungen deutlich zugenommen. So sind inzwischen diverse Wirkmechanismen eingehend wissenschaftlich untersucht und anhand zahlreicher Studien belegt worden. Und so ist es nicht verwunderlich, dass sich das Einsatzgebiet der Magnettherapie im Laufe der Zeit stetig weiter ausgebreitet hat und magnetische Felder in Form spezieller Geräte heutzutage bei der Behandlung zahlreicher Krankheitsbilder zur Anwendung kommen wie z. B. Magnetfeldmatten zum Einsatz, die magnetische Felder erzeugen.

Der Wirkmechanismus der Magnete wird darauf zurückgeführt, dass eine vermehrte Durchblutung erreicht wird, die die Versorgung des Gewebes mit Sauerstoff verbessert. Außerdem wird eine optimalere Energie- und Nährstoffversorgung der Körperzellen und Aktivierung der Selbstheilungskräfte möglich.

Durch die magnetischen Dilatoren wird das weiche Gewebe gedehnt, Muskeln und Bänder entspannen sich, Nerven beruhigen sich und der Blutfluss in den schmerzhaften Bereichen wird erhöht. Magnete wirken basisch, sodass auch einer krankheitsbedingten Übersäuerung des Körpers entgegengewirkt wird. Frisches Blut hilft dabei, die Übersäuerung aus dem Körper zu entfernen, was zu einer beschleunigten Heilung und Schmerzreduzierung führt. Bezugsquelle: https://www.vuvatech.com/

Silikon-Dilatoren

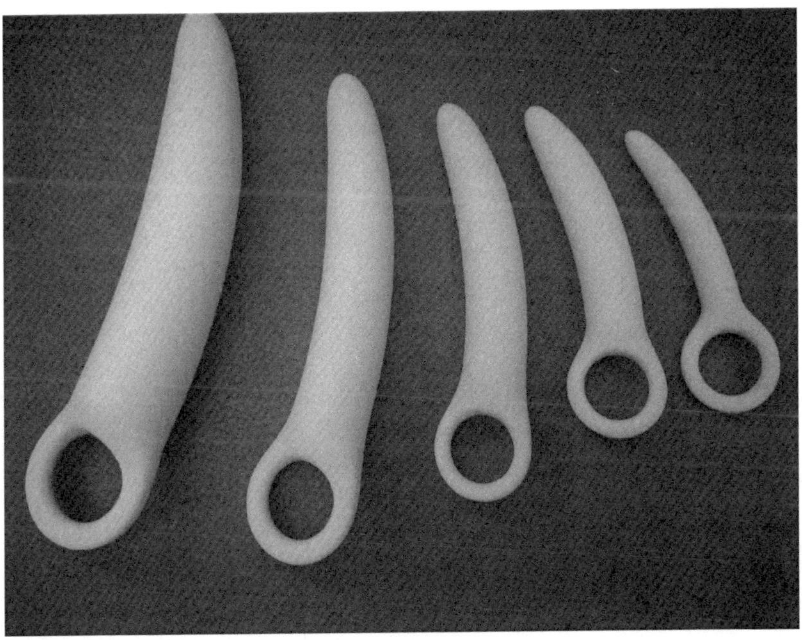

Dilatoren aus medizinischem Silikon sind deutlich weicher als harte und steife Kunststoff-Varianten. Sie sind seidig und geschmeidig, haben eine feste Textur, aber sind trotzdem etwas verformbar, was das Einführen und die Passform für die Vagina erleichtert. Das Material passt sich der Körpertemperatur an, was das Dehnen der Vagina angenehmer macht.

Antimikrobielle Dilatoren

Antimikrobiell wirkende Dilatoren werden unter dem Namen BioMoi™ angeboten. Der Hersteller wirbt damit, dass diese Dilatoren viele gesundheitliche Vorteile bieten, die andere nicht haben. So stehe nicht nur die Behandlung der Vagina im Fokus, sondern die gesamte Gesundheit der Frau.

Die Vagina beherbergt eine große Anzahl guter Bakterien, allerdings können schädliche Bakterien, Pilze und Viren dieses Ökosystem aus dem Gleichgewicht bringen und die Vaginalflora nachhaltig ungünstig beeinflussen.

Die BioMoi™-Dilatoren bestehen aus speziellem Platinum-Silikon, welches über antimikrobielle Eigenschaften verfügt und Frauen vor schädlichen Bakterien und Pilzen schützt, denn es eliminiert 99,9 % der schädlichen Erreger und verhindert somit eine Kontamination der Vaginalflora. Das ist besonders für Frauen relevant, die dazu neigen, häufig vaginale Hefepilzinfektionen zu entwickeln, denn für sie ist es wichtig, Dilatoren zu verwenden, die dies nicht verursachen.

Dennoch sollte man bedenken, dass diese besondere Technologie kein Ersatz für körperliche Hygiene ist.

Neben der antimikrobiellen Wirksamkeit ist das besondere Material auch deshalb beliebt, weil es ein sanftes Einführen in die Vagina ermöglicht.

Theros® FMS-Dilatoren (Flexibilisierungs- und Massagesystem)

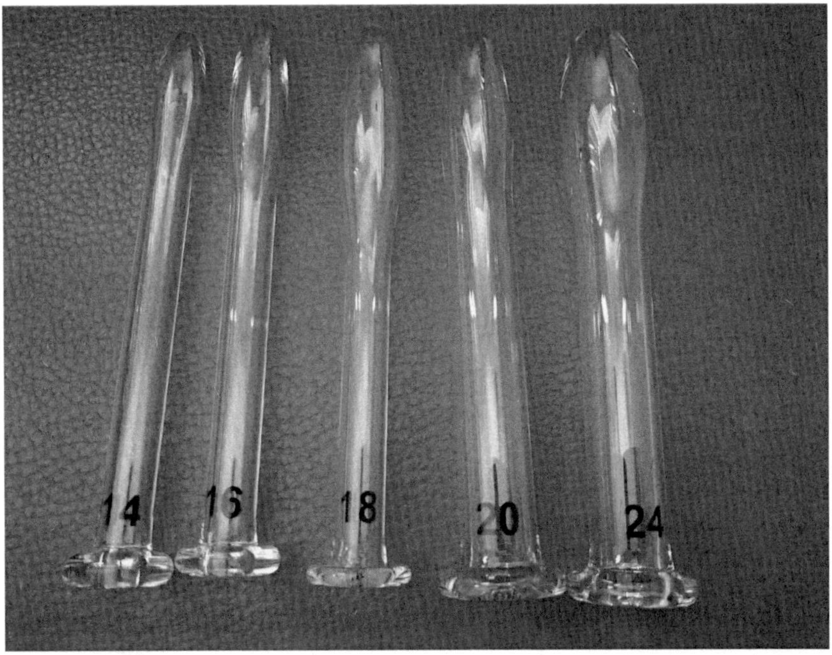

Theros® FMS-Dilatoren sind als Medizinprodukt zertifiziert und stehen für ein ausgeklügeltes Flexibilisierungs- und Massagesystem. Sie ermöglichen eine besonders schonende Behandlung von Vaginismus, was auch auf die große Auswahl von 27 verschiedenen Größen zurückzuführen ist.

Weltweit gibt es bisweilen kein weiteres so umfangreiches Dilatoren-Sortiment, das mit feinsten Abstimmungen aufwartet und 1- bis 2 mm-Schritte ermöglicht. Dies hat den großen Vorteil, dass die Dilatoren wesentlich besser an die persönlichen Erfordernisse angepasst werden können.

Die meisten anderen auf dem Markt erhältlichen Dilatoren verfügen über 5 unterschiedliche Größen. Sehr viele Frauen kämpfen hier mit dem Problem, dass der Übergang auf einen nächstgrößeren Dilator nicht oder nur mit großen Schmerzen machbar ist. Besonders der Schritt auf den größten Dilator ist für viele sehr schmerzhaft und erst nach vielen Monaten mit sehr viel Geduld und Training möglich.

Auch das Material wird vom Hersteller als besonders beschrieben. Demnach bestehen die FMS-Dilatoren aus Laborglas (Borsilikatglas), das über eine äußerst glatte Oberfläche verfügt und leichtes Einführen in die Vagina ermöglicht. Die besondere ergonomische Form sorgt für einfaches Einführen, denn im Unterschied zu anderen Dilatoren haben sie einen elliptischen Kopf und einen gerade verlaufenden Schaft.

Durch vorsichtiges Hin- und Herbewegen der FMS-Dilatoren wird das Gewebe nicht in einem starren Zustand aufgespreizt, so wie man es von herkömmlichen Dilatoren kennt. Das hat den Vorteil, dass das Gewebe flexibilisiert wird. Zudem wirken sich die FMS-Dilatoren formbedingt nicht nur auf den Scheideneingang aus, sondern auch innerhalb der Vagina.

Die Dilatoren sind extrem bruchfest, was durch ein Gutachten belegt wird. Demnach beträgt die Bruchfestigkeit bei einem D46 sagenhafte 136 Kilogramm pro cm^2 durch die Kuppelkonstruktion.

Die Dilatoren sind hohl und mit einer wassergetränkten Zellstofffüllung (z. B. Küchentücher) für die Verwendung als nachhaltige Kühl- bzw. Wärmekörper konzipiert.
Dies unterstützt die jeweilige Anwendung erheblich: Verkrampfungen werden durch Wärme bei der Anwendung entspannt oder Verletzungen im Vaginalbereich können durch Kühlung besser abheilen, aufgrund der Köpfe kann die Anwendung auch gezielt im Körperinneren erfolgen.

Bzugsquelle: Theros GbR Schulte Westenberg & Pötter (https://theros.de/)

Milli, der Expander-Dilator

„Milli" ist ein wiederaufladbarer Silikon-Dilator, der sich in den USA großer Beliebtheit erfreut. Er wird von vielen Anwenderinnen als „gamechanger" gesehen und von vielen als anwenderfreundlicher als herkömmliche Dilatoren beschrieben. Das Besondere am Milli, der auch als Expander-Dilator bezeichnet wird, ist die schrittweise millimeterweise Dehnungsmöglichkeit. Nach dem Einführen in die Vagina wählt man die kleinste Größe aus und drückt dann schrittweise auf das Pluszeichen, um den Umfang des Dilators bis zur persönlichen Toleranzgrenze zu vergrößern.

Man kann also während einer Trainingseinheit die Größe im eigenen Tempo langsam steigern, ohne dass man den Dilator wechseln muss, wie es bei herkömmlichen Sets der Fall ist. Anhand einer digitalen Anzeige kann man verfolgen, welche Größe man aktuell erreicht hat. Insgesamt gibt es 25 unterschiedliche Stufen, die Gesamtausdehnung des Durchmessers beträgt 25 mm und reicht von 15 mm bis 40 mm. Insgesamt ist der Milli 20 cm lang, die nutzbare Länge beträgt 10,5 cm.

Die zusätzlich eingebaute Vibration, die von niedrig bis hoch gewählt werden kann, wird von vielen Anwenderinnen als angenehm empfunden, sie erleichtert das Einführen in die Vagina, trägt zur vaginalen Entspannung bei und sorgt für ein wohliges Gefühl während der Dilatation. Die Erstanwendung empfinden einige Anwenderinnen als gewöhnungsbedürftig, aber schon nach ein paar Minuten stellt sich ein entspanntes Gefühl ein.

Die Silikonbeschichtung wird als sehr angenehm beschrieben, sie imitiert den Haut-zu-Haut-Kontakt. Dennoch ist, wie bei anderen Dilatoren auch, der Einsatz von Gleitmittel auf Wasserbasis erforderlich.

Wer sich den Milli anschafft, hat sicher eines der besten Therapiegeräte zur Hand, um den Vaginismus in den Griff zu bekommen. Manche Frauen berichten von besonders guten Fortschritten, wenn sie den Milli in Kombination mit einem herkömmlichen Dilator anwenden. Dafür wird zuerst der Milli eingeführt und so lange expandiert, bis man eine angenehme Größe erreicht hat. Anschließend wird er entfernt und ein passender Dilator eingesetzt. Manche Frauen empfinden dies als angenehm, weil ein herkömmlicher Dilator runder ist als der Milli. Alternativ kann man den Milli in der Vagina drehen, um den ungewöhnlichen Formunterschied auszugleichen.

Der Kaufpreis von ca. 250,- USD zzgl. Versandkosten ist kein Schnäppchen, aber wenn man schon einige andere Dinge ohne Erfolg versucht hat, der Leidensdruck groß ist und die Chance vielversprechend ist, geheilt zu werden, dann rückt ein so hoher Anschaffungspreis in den Hintergrund. Bislang ist der Milli leider nicht in Deutschland erhältlich, nach Auskunft des Herstellers arbeitet man jedoch daran, dies zu ändern.

Vagi-Wave™- der Dilator für nachts

Ein Vagi-Wave™ ist aus speziellem medizinischem Silikon hergestellt und äußerst weich und biegsam. Er ist 10 cm lang und hat einen Durchmesser von 1,5 Zentimetern, so ist er von der Länge her vergleichbar mit einem Ringfinger, vom Durchmesser her entspricht er einem kleinen Finger. Aufgrund dieser zierlichen Größe ist der Vagi-Wave™ für Frauen geeignet, die noch ganz am Anfang der Vaginismus-Diagnose stehen.

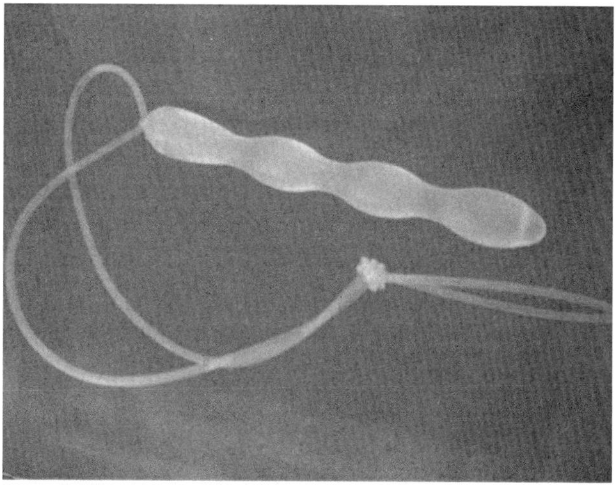

Erfahrungen von Anwenderinnen zeigen, dass der Vagi-Wave™ besonders für Frauen hilfreich ist, die Dilatoren als beängstigend empfinden und mit einer sanfteren und allmählichen Annäherung beginnen möchten. Wer also noch nichts anderes in die Vagina einführen kann, hat mit dem Vagi-Wave™ eine gute Startmöglichkeit.

Frauen, die bereits mit Dilatoren arbeiten und damit keine Probleme haben, sind hingegen mit dem Vagi-Wave™ unterfordert.

Anwendung

Führen Sie den Vagi-Wave™ jeden Abend vor dem Einschlafen ein, und ziehen Sie ihn morgens vor dem Aufstehen wieder heraus.

Machen Sie sich vor der ersten Anwendung mit dem Vagi-Wave™ vertraut. Dafür legen Sie ihn in die linke Hand und erkunden mit der rechten Hand alle Konturen.
Die Enden sind unterschiedlich geformt, und Sie entscheiden selbst, welches Ende Sie zum Einführen und Rückholen nutzen möchten. Es ist wichtig, dass Sie dies für die nächsten 21 Nächte beibehalten. Nach Ablauf dieser 3 Wochen können Sie neu entscheiden, ob Sie die zuvor gewählten Enden weiter so verwenden oder ob Sie die Enden wechseln. Für den Austausch lösen Sie den Rückholfaden und bringen ihn an dem anderen Ende an.

Um den Rückholfaden sicher zu befestigen, fädeln Sie diesen durch das Rückholloch und sichern ihn mit einem festsitzenden doppelten oder dreifachen Knoten. Ziehen Sie anschließend am Rückholfaden, um sicherzustellen, dass sich der Knoten nicht von selbst löst. Erst danach beginnen Sie mit dem Einführen in die Vagina.

Vor und nach jedem Gebrauch waschen Sie den Vagi-Wave™ zusammen mit dem Rückholfaden mit heißem Wasser und parfümfreier Handseife ab. Alternativ können Sie ihn für eine Minute in ein Gefäß mit abgekochtem Wasser legen. Anschließend trocknen Sie ihn mit einem sauberen Handtuch ab. Reinigen Sie den Vagi-Wave™ nicht in der Spülmaschine oder Mikrowelle.

Wie lange dauert das Training?

Eine Trainingseinheit dauert 21 Nächte, und Sie können so viele aufeinanderfolgende 21-Nächte-Trainingseinheiten durchlaufen wie Sie möchten, bis Sie das Gefühl haben, dass Sie Ihr Ziel erreicht haben.

Wann ist der ideale Start?

Wann Sie mit dem Training beginnen, hängt davon ab, ob Sie Ihre Periode haben, denn dann müssen Sie warten, bis diese vorbei ist.

Wenn Sie einen Tampon, eine Menstruationstasse oder ein anderes Produkt aufgrund der Periode in die Vagina einsetzen, kann man dies nicht mit dem Vagi-Wave™ kombinieren. Sobald die Periode beendet ist, starten Sie mit Ihrem 21-Nächte-Programm. Sie können jederzeit mit dem Trainingsprogramm beginnen, wenn Sie keine Menstruation mehr haben. Machen Sie eine Pause von 7 Nächten, bevor Sie eine weitere 21-Nächte-Trainingseinheit starten.

Wenn Sie das nächste Mal Ihren Vagi-Wave™ einführen wollen, werden Sie erstaunt sein, wie leicht und mühelos er sich einführen lässt. Jetzt müssen Sie nur noch das 21-Nächte-Programm fortsetzen (oder so viele aufeinanderfolgende 21-Nächte-Sitzungen wie nötig), bis Sie merken, dass Sie die volle Kontrolle haben.

Los geht`s

Sobald Sie bettfertig sind und bevor Sie schlafen möchten, verteilen Sie etwas wasserbasiertes Gleitmittel auf das Einführungsende. Führen Sie dies langsam in die Vagina ein, und machen Sie eine Pause, sobald der erste Ruhepunkt am Eingang der Vagina angekommen ist. Machen Sie weiter, wenn Sie sich bereit dazu fühlen und beenden Sie den Einführungsvorgang, wenn nur noch das Rückholende mit dem Rückholfaden außerhalb der Vagina ist. Der Eingang der Vagina wird dabei vom letzten Einführungsstützpunkt umschlossen. Beim ersten Mal ist die Anwendung einfacher, wenn Sie einen Spiegel zwischen die Beine halten, um das Einführen besser verfolgen zu können. Es ist aber nicht unbedingt erforderlich.

Nach dem Einführen ziehen Sie eine etwas enganliegende Hose (Slip) an, damit der Vagi-Wave™ nicht aus der Vagina herausrutschen kann. Legen Sie sich schlafen und lassen Sie das Trainingsprogramm von sich aus starten. Sollte der Vagi-Wave™ dennoch während des Schlafens herausrutschen, verwenden Sie beim nächsten Mal etwas weniger Gleitmittel oder tragen Sie einen engeren Slip.

Machen Sie sich keine Sorgen, falls der Vagi-Wave™ während des Schlafens vollständig in die Vagina rutscht, das bedeutet lediglich, dass Sie mithilfe des Rückholfadens den vollständigen Vagi-Wave™ aus der Vagina herausziehen müssen.

Wenn Sie nachts aufstehen (z. B. für einen Toilettengang), entfernen Sie den Vagi-Wave™ mithilfe des Rückholfadens und in liegender Position, bevor Sie aus dem Bett aufstehen. Möchten Sie den Schlaf fortsetzen, wiederholen Sie den Einführungsvorgang.

Wann ist der Vagi-Wave™ nicht zu verwenden?

Der Vagi-Wave™ ist nicht für den Gebrauch tagsüber geeignet, wenn Sie sitzen, stehen oder sich bewegen. Er ist auch nicht anzuwenden, wenn sich etwas in Ihrer Vagina befindet, z. B. ein Tampon aufgrund Ihrer Periode. Das Tragen ist explizit für nachts vorgesehen, also wenn Sie im Bett liegen und schlafen.

Der Vagi-Wave™ darf nicht während der Schwangerschaft verwendet werden. Bei einer Erkrankung sollte vor der Verwendung unbedingt ein Arzt konsultiert werden. Bezugsquelle: Vagi-Moose Ltd., https://vagi-wave.com/

Dildos und Vibratoren

Bei der Behandlung von Vaginismus kommen überwiegend Dilatoren zum Einsatz, allerdings können auch Dildos und Vibratoren hilfreich sein.

Diese bringen allein schon aufgrund ihrer ansprechenderen Optik mehr Spass ins Spiel. Bei den Vibratoren wird das leichte Vibrieren sehr geschätzt, weil es die Beckenbodenmuskulatur entspannt. Durch die gesteigerte Erregung wird zudem die Vagina feuchter und weicher, was das Einführen deutlich erleichtert.

Weitere Therapiemöglichkeiten

Atemtechnik

Die Behandlung von Vaginismus erfordert bei vielen Patientinnen das Einbeziehen der Atemmuskulatur, ein Aspekt, der im Praxisalltag meistens vernachlässigt wird. Dabei kann allein die Anwendung einer bestimmten Atemtechnik dazu verhelfen, schmerzfrei Geschlechtsverkehr zu haben.

Im Allgemeinen bemerkt man die Atmung nicht, in besonderen Situationen wird das Atmen allerdings auffällig - bei Angst werden wir hektisch, schnell- und kurzatmig, in entspannten Situationen hingegen haben wir einen langen und tiefen Atem. Diesen Mechanismus kann man sich für therapeutische Zwecke zunutze machen und Entspannung herbeiführen, indem man sich bewusst auf das Atmen konzentriert und dabei lang und tief einatmet.

Kräftiges Einatmen funktioniert durch die bewusste Aktivierung der Zwischenrippen und Atemhilfsmuskeln in Brust und Schultergürtel. Wenn die Bauchmuskeln angespannt werden, drückt dies das Zwerchfell nach oben und ermöglicht ein kräftiges Ausatmen. Für Frauen mit Vaginismus bieten sich hier gezielte Atemübungen, um eine Entspannung des Beckenbodens zu erreichen. Sind die Bauchmuskeln entspannt, sind sie auch mehr bereit für den Geschlechtsverkehr, zudem lassen sich Schmerzen reduzieren.
Bauchatmung anstatt Brustatmung ist hier von zentraler Bedeutung, denn das Zwerchfell ist mit dem Beckenboden verbunden und somit wichtig für die Bauchatmung. Die Meinungen, ob sich der Beckenboden beim Ein- oder Ausatmen entspannt, gehen auseinander. Am weitesten verbreitet ist in der Praxis allerdings die Meinung, dass er sich beim Ausatmen entspannt.

Um die richtige Atemtechnik zu erlernen, kann es am Anfang hilfreich sein, ein- oder zweimal einen Physiotherapeuten aufzusuchen.

Variante 1:

Bevor Sie mit dem Training beginnen, tragen Sie Gleitmittel auf den Dilator auf und begeben sich in eine liegende Position. Atmen Sie so lange ein paarmal tief in den Bauch ein, bis Sie sich entspannt fühlen. Setzen Sie dann den Dilator an den Eingang der Vagina, atmen Sie weiter durch den Bauch, nach einigen Atemzügen führen Sie den Dilator vorsichtig ein.

Variante 2:

Viele Frauen machen die Erfahrung, dass es hilfreich ist, durch die Nase einzuatmen und durch den Mund auszuatmen. Dabei wird die Atmung mit dem Einführen des Dilators bzw. Penis synchronisiert.

Das Einführen ist wesentlich leichter und mit weniger Schmerzen verbunden, wenn man tief einatmet und ***während des Ausatmens den Dilator bzw. Penis langsam einführt***. Sobald das Ausatmen beendet ist, wird die Bewegung gestoppt. Wenn Schmerzen auftreten, halten Sie einen Moment inne und versuchen Sie, normal ein- und auszuatmen. Der Dilator bzw. der Penis bleiben währenddessen in der Vagina. Wenn Sie bereit sind und die Schmerzen nachgelassen haben, führen Sie die Atemtechnik fort. Üben Sie so lange, bis Sie Ihr Ziel erreicht haben.
Wenn Sie sich mit der Übung sicher fühlen, ergänzen Sie diese mit einer visuellen Übung. Dabei stellen Sie sich beim Einatmen durch die Nase vor, wie der Atem den ganzen Weg bis hinunter zum Damm wandert, und wenn Sie ausatmen, stellen Sie sich vor, wie sich der Atem vom Damm aufwärtsbewegt und durch den Mund entgleitet.

Spiegelübung

Diese Übung hilft Frauen, die unter Vaginismus leiden, ein anderes, vielleicht neues Gefühl für ihre Geschlechtsorgane und die eigene Sexualität zu erlangen und eine liebevolle Beziehung dazu aufzubauen. Manche haben sich noch nie eingehend im Intimbereich betrachtet und diese Zone genau erforscht.

Nicht selten besteht eine unbegründete Scham oder das Gefühl „Da guckt man doch nicht so hin“. Aber wie soll man verstehen, worum es geht, wenn man diesen Bereich mehr oder weniger ausklammert. Die Spiegelübung ermöglicht eine Reise zu sich selbst, macht mit Begriffen und Organen vertraut, die gerade bei Vaginal- und Beckenbodentraining, aber auch zum Erleben, Ausleben und Genießen der Sexualität von großer Bedeutung sind. Es gilt, Schamgefühle abzubauen, mit dem Intimbereich Freundschaft zu schließen, Kontakt herzustellen und diesen auszubauen.

Vorbereitung der Spiegelübung

Die Spiegelübung braucht Zeit, Ruhe und Geduld. Daher sollten alle Störfaktoren ausgeschlossen werden. Handy, Telefon, Türklingel aus, am besten sind Sie alleine und ungestört für diese besonderen Momente. Für die Übung kann sowohl ein großer Wand- oder Türspiegel als auch ein Handspiegel verwendet werden. Sehr gute Lichtverhältnisse sind unabdingbar, damit die Entdeckungsreise gelingt. Der Raum sollte angenehm temperiert sein, nicht zu warm aber auch nicht zu kalt.
Wenn Positionen unangenehm oder anstrengend werden, ist eine kurze oder längere Pause einzulegen. Sie können auch jederzeit abbrechen, wenn Sie sich überfordert fühlen. Hauptsache, Sie führen die Übung erneut und dann regelmäßig aus, bis Sie einen guten Bezug zu Ihrem Intimbereich hergestellt haben.

Durchführung der Spiegelübung

Zunächst wird der Intimbereich intensiv mit den Augen erkundet, bevor im nächsten Schritt erste, sanfte Berührungen erfolgen. Von Bedeutung ist auch die mentale Seite, also die Empfindungen und Gefühle, die dabei auftreten. Das können insbesondere negative Emotionen wie Angst, Scham, Ekel, Unbehagen sein. Diese sollten bewusst zugelassen und auch „ausgehalten“ werden.

Zunächst werden die Beine leicht geöffnet und der Schambereich betrachtet. Was ist bei geöffneten Beinen zu sehen? Können die Farben der äußeren Schamlippen, der Klitorisperle definiert werden? Ist auch ein Teil der inneren Schamlippen sichtbar? Welche Formen sind zu erkennen? Gibt es Besonderheiten oder Dinge, die vorher noch nie aufgefallen sind? Was immer an Emotionen und Gedanken während dieser Aufgabe hochkommt, sie sollten nicht unterdrückt, sondern realistisch empfunden werden.

Das, was zum Vorschein kommt, darf auch danach beurteilt werden, ob es gefällt oder nicht. Den eigenen Genitalbereich zu erkunden, bedeutet gleichwohl, dass die Frau lernt, ihn zu akzeptieren und die schönen, interessanten Bereiche findet. Er soll sogar gefallen, denn das schafft eine positive Grundeinstellung. Dabei hilft ein liebevolles Lächeln - Stellen Sie sich vor, Sie würden eine geliebte Person von ganzem Herzen anlächeln.

Was geschieht, wenn der Beckenboden pulsiert? Was passiert zwischen Damm und Sitzknochen während der abwechselnden Phase von An- und Entspannung? Diese Beobachtung hilft zu verstehen, welche Vorgänge ablaufen, und das kann sehr spannend sein. Alles wird aufgenommen und es darf nach eigenem Ermessen beurteilt werden.

Jetzt dürfen die Schamlippen sanft auseinandergezogen werden. Der Scheideneingang kommt zum Vorschein. Auch hier gilt es wieder, genau hinzuschauen, auf Farbe, Formen und Emotionen während diesem Übungsteil zu achten. Vielleicht kommt Neugier auf, sich weiter heranzubewegen? Ein tiefes Durchatmen hilft, sich in diesem wohlmöglich kritischen Moment zu entspannen. Wie wäre es nun, mit dem, was bisher wahrgenommen wurde, Freundschaft zu schließen und es anzunehmen, eventuell sogar auf die schönen Momente stolz zu sein?

Diese Übungen sollten täglich wiederholt werden, denn je öfter diese Betrachtungen erfolgen, umso leichter wird es, diesen sensiblen Bereich jeden Tag ein bisschen mehr zu lieben und zu verstehen.

In einem weiteren Schritt geht es darum, sich selbst zu berühren. Das kann zunächst befremdlich und mit Angst verbunden sein. Entspannungs- und Atemübungen sind hier sehr gute Vorbereitungsoptionen.

Die Hand liegt sanft auf dem Intimbereich, der Handballen befindet sich am Schambein, während die Finger in Richtung Damm zeigen. Nun geht es an das Ertasten der äußeren Schamlippen, dabei kann rechts oder links begonnen werden. Die Finger sollten dann für einige Zeit auf den Schamlippen liegen bleiben. Jetzt folgt in langsamen Kreisbewegungen eine schöne Massage, bei der jeder Punkt einen zärtlichen Druck erfährt. Nach den äußeren Schamlippen sind die inneren Schamlippen, der Scheideneingang sowie der Damm an der Reihe.

Nicht zu vergessen ist dabei, das schönste Lächeln aufzusetzen und regelmäßig ein- und auszuatmen. Gleitmittel erleichtert diese Übung, die zwischen 10 und 15 Minuten andauern sollte. Zum Abschluss noch einmal mit dem Beckenboden pulsieren und die Empfindungen und Erfahrungen Revue passieren lassen. Vielleicht sind währenddessen Schmerzen zum Vorschein gekommen?

Durch regelmäßiges Wiederholen der Übung wird der Wohlfühlfaktor von Mal zu Mal gesteigert, Ängste und Unsicherheiten abgebaut, wodurch letztlich auch Schmerzen verschwinden können.
Jeder Übungsteil sollte nur solange wie es auch erträglich und möglich ist, durchgeführt werden. Wenn zum Beispiel das Auflegen der Hand oder der Einsatz von Fingern zu viel Unwohlsein oder gar böse Schmerzen auslöst, ist die Übung zu beenden. Es nützt nichts, sich am Anfang zu viel vorzunehmen, in kleinen Teilschritten, die immer wiederholt werden, stellt sich der Erfolg garantiert ein. Mitunter kann das mehrere Wochen und Monate dauern, aber dieses Durchhaltevermögen zahlt sich aus.

Es ist nicht unmöglich, den Intimbereich lieben und wertschätzen zu lernen, selbst wenn es zu Beginn der Spiegelübung so aussieht oder sich so anfühlt.

Finger-Übung

Den eigenen Finger einzuführen, fällt Frauen, die unter Vaginismus leiden, schwer oder ist gar unmöglich. Im Rahmen eines effektiven Vaginaltrainings ist es jedoch wichtig, diesen Vorgang zu üben. So lässt sich auch der Beckenboden deutlich wahrnehmen, der den Finger praktisch umschließt. Mit dem eigenen Finger kann die Frau spüren, wie sich die Beckenbodenmuskulatur an- und entspannt, was eine wichtige Erfahrung darstellt.

Probleme bei der Fingerübung

Es kostet Überwindung, Scham und Angst können sich ausbreiten. Nicht wenige Frauen, gerade mit vaginalen Beschwerden, werden schon bei der Vorstellung daran nervös und es baut sich eine Blockade auf. Dabei kann diese Übung ihnen so viel Interessantes und Neues vermitteln, das hilft, den Vaginismus zu besiegen. Sie können sich „erfühlen" und dabei die Einführgeschwindigkeit, Druck und Winkel selbst bestimmen. Sie spüren die Weichheit, können genau empfinden, wie sich die Beckenbodenmuskulatur an- und wieder entspannt.

Manche Frauen befürchten, dass sie Keime und Krankheitserreger in die Scheide einbringen oder dass sie sich verletzen können. Doch gegen diese Bedenken gibt es Mittel: kurze Fingernägel minimieren das Verletzungsrisiko, ebenso wie ein Kondom, das zusätzlich auch wirksam vor Viren oder Bakterien und anderen Krankheitserregern schützt. Finger oder Kondom können zudem mit Gleitgel versehen werden. Bei der Verwendung von Kondomen sollte auf ein geeignetes Gleitgel geachtet werden, das die Struktur nicht angreift oder mit dem Material reagiert.

Schritt für Schritt-Anleitung

Bevor Sie beginnen, sollten Sie sich entspannen. Das funktioniert z. B. mit Progressiver Muskelentspannung, aber auch andere Methoden wie Meditation oder Traumreisen sind hilfreich. Legen Sie sich dazu am besten hin. Wenn Sie sich gut und entspannt fühlen, pulsieren Sie sanft mit dem Beckenboden. Nun führen Sie Ihre Hand zum Schambereich und legen sie liebevoll darauf. Platzieren Sie den Mittel- oder Zeigefinger am Damm.

Jetzt atmen Sie bis zu 10-Mal durch den Beckenboden ein und wieder aus. Es folgt eine Massage der Schamlippen und des Scheideneingangs. Achten Sie währenddessen darauf, ob sich die Spannung am Scheideneingang verringert. Ist dies der Fall, bringen Sie Gleitgel an den Scheideneingang und an Ihren Zeigefinger, der nun am Scheideneingang ruht. Mit Zeige- und Mittelfinger der anderen Hand schieben Sie die Schamlippen beiseite und können die Scheidenöffnung erkennen und spüren.

Atmen Sie jetzt tief ein und aktivieren Sie den Beckenboden, der Sitzknochen wird sanft zum Damm gezogen. Lösen Sie die Spannung während Sie ausatmen. Wiederholen Sie diesen Vorgang noch zweimal. Beim dritten Ausatmen lassen Sie Ihre Fingerspitze sanft hineingleiten. Beginnen Sie wieder mit dem Einatmen und Anspannen und wiederholen Sie zweimal. Beim dritten Lösen gehen Sie mit dem Finger noch ein Stückchen tiefer hinein. In diesem Rhythmus machen Sie solange weiter, bis der Finger komplett in der Scheide verschwunden ist. Halten Sie nun mit dem Finger inne und pulsieren Sie den Beckenboden.

Achten Sie in dieser Situation auf alles, was Sie erfühlen und emotional spüren: Wärme, Hitze, Feuchtigkeit, die Struktur im Inneren, eigenes Unwohlsein oder sogar Erleichterung. Atmen Sie noch oder haben Sie den Atem angehalten? Fühlen Sie sich noch entspannt oder machen sich Verkrampfung und Verspannung bemerkbar?

Solange es sich gut anfühlt, lassen Sie den Finger ruhig an seinem Platz. Sie können sich diese Situation auch mit einem Handspiegel visuell verdeutlichen. Schauen Sie sich an, was Sie geschafft haben. Nehmen Sie den Finger anschließend sehr langsam und behutsam heraus, dabei können Sie mit dem Beckenboden zart nachschieben. Schließen Sie die Übung mit dem Pulsieren des Beckenbodens ab.

Entspannen Sie und seien Sie stolz auf sich, wenn Sie alle Schritte nach und nach durchführen konnten.

Wenn diese Übung nicht auf Anhieb funktioniert, dann ist das völlig in Ordnung. Brechen Sie an dem Punkt ab, an dem es Ihnen zu viel wird, sie sich unwohl fühlen, Schmerzen haben oder einfach nicht mehr wollen. Beginnen Sie nach einer Pause oder zu einer anderen Zeit erneut, ohne jegliche Art von Druck. Üben Sie am besten regelmäßig, denn so ist der Lerneffekt für Körper und Geist am größten und aus einer Herausforderung wird eine Gewohnheit.

Tampon-Übung

Selbst für Frauen, die keine Tampons für die Monatsblutung verwenden, stellt das Einführen eines Tampons eine sehr gute Übung dar. Wichtig ist, dass der Beckenboden schon trainiert ist, insbesondere der schnelle Wechsel zwischen An- und Entspannung der Beckenbodenmuskulatur, das sogenannte Pulsieren, sollte bereits gut funktionieren.

Zum Einstieg wird ein Tampon mit Einführhülse oder Applikator verwendet. Die röhrenförmigen Einführhülsen oder Applikatoren können aus gleitfähiger Pappe oder Kunststoff gefertigt sein und bestehen aus zwei Teilen.

In der vorderen Hülse befindet sich der Tampon, in der hinteren Hülse liegt das Rückholbändchen zum späteren Entfernen. Durch diese Konstruktion lässt sich der Tampon ähnlich dem Spritzenprinzip komfortabel einbringen.

Dazu wird zunächst die vordere Hülse in die Scheide eingeführt. Mit dem Zeigefinger kann die hintere Hülse dann in die vordere Hülse geschoben werden, wodurch der Tampon aus der Hülse herausgedrückt wird und weit genug in die Scheide gelangt, um das Monatsblut aufzusaugen. Tampons gibt es nach Stärke der Menstruation in verschiedenen Größen, für den Anfang sollte die kleinste verfügbare Ausführung gewählt werden. Geübt wird das Einführen des Tampons zunächst außerhalb und später während der Menstruation.

Beginnen Sie mit der „Trockenübung“, ohne dass die Blutung besteht, indem Sie versuchen, nur die vordere Hülse in die Scheide einzubringen. Der Tampon wird dafür aus der Hülse genommen. Das geht leicht durch Auseinanderziehen der beiden Hülsenelemente.

So geht`s:

Setzen Sie sich bequem hin, z. B. auf den Toilettensitz, auf einen Stuhl oder ggf. auf den Boden. Auch eine stehende Position, bei der ein Bein etwas angehoben ist, z. B. durch Abstellen des Fußes auf einen Hocker, eignet sich. Platzieren Sie nun die vordere Hülse am Scheideneingang. Probieren Sie, Ihren Beckenboden im schnellen Wechsel anzuspannen und zu entspannen, damit er „pulsiert“. Dazu sollten Sie schon verschiedenste Beckenbodenübungen, u. a. auch mit dem Dilator, gemacht haben, dann funktioniert es noch besser.

Atmen Sie zunächst ein und spannen Sie den Beckenboden an. Atmen Sie aus und entspannen dabei die Beckenbodenmuskulatur. Wiederholen Sie diesen Schritt zweimal und versuchen Sie, während der dritten Entspannungsphase die Hülse des Tampons ein kleines Stück einzuführen.

Dann atmen Sie wieder ein, spannen an, atmen aus, lassen los und schieben den Tampon noch ein Stückchen weiter rein. Dies wiederholen Sie so oft, bis die vordere Hülse ganz eingeführt ist. Dann ziehen Sie sie langsam wieder heraus. Etwas Gleitgel kann das Einführen erleichtern, wenn die Scheide zu trocken ist.

Und nun ist der „Ernstfall“ an der Reihe, wenn die Monatsblutung bereits eingesetzt hat. Jetzt bleibt der Tampon natürlich in der Hülse: Führen Sie die vordere Hülse, wie Sie es schon geübt haben, so weit wie erforderlich ein. Schieben Sie die hintere Hülse mit dem Zeigefinger in die vordere Hülse. Der Tampon gleitet nun tief genug ein. Anschließend die Hülsen wieder herausziehen. Wenn Sie den Tampon sozusagen nicht mehr spüren, dann sitzt er tief genug.

Nach zwei bis vier Stunden hat sich der Tampon meist je nach Stärke der Monatsblutung gefüllt. Zum Entfernen ziehen Sie behutsam an dem Rückholbändchen und versuchen dabei mit der Muskulatur, den Tampon zart herauszudrücken. Wenn sich der Tampon leicht aus der Scheide löst, wissen Sie auch genau, dass es der richtige Zeitpunkt zum Entfernen ist.

Tipp:

Lassen Sie sich ausreichend Zeit für diese Vorgänge und schalten Sie Störquellen wie Handy, Hausklingel oder anderes aus. Ein wenig Geduld und Zuversicht braucht die Sache und wenn es nicht auf Anhieb gelingt, ist es auch nicht tragisch. Machen Sie dann lieber eine längere Pause und probieren es später oder an einem anderen Tag noch einmal. Setzen Sie sich keinesfalls selbst unter Druck.

Biofeedback

Biofeedback ist eine nicht-medikamentöse Behandlungsmethode, die in der Regel begleitend zu anderen Therapien zum Einsatz kommt. Ursprünglich war Biofeedback in der Naturheilkunde angesiedelt, inzwischen wächst die Akzeptanz in der Schulmedizin, sodass sogar immer mehr Schmerzkliniken und sogar die renommierte amerikanische Mayo-Clinic dieses besondere Behandlungsverfahren anwenden.

Die Behandlungserfolge sind mitunter sogar derart beeindruckend, dass einige Experten darauf verweisen, die Behandlungserfolge von Biofeedback seien ungefähr vergleichbar mit medikamentösen Therapien, zudem könnten sogar bislang therapieresistente Schmerzpatienten erfolgreich behandelt werden. Die Nachhaltigkeit der Behandlungserfolge von Biofeedback wird als sehr gut beschrieben, bei vielen Patienten hält die Schmerzreduzierung auch langfristig an.

Ihren Ursprung hat die Biofeedback-Therapie in der Verhaltenstherapie, denn dem Patienten wird ermöglicht, seinen Körper mit all seinen Funktionen bewusster wahrzunehmen. „Bio“ heißt nichts anderes als Lebensvorgänge und „Feedback“ bedeutet Rückmeldung. In diesem Zusammenhang heißt dies, sich Informationen des Körpers bewusst zu machen. Durch gezielte Lernprozesse wird dem Patienten bei der Biofeedbackmethode vermittelt, wie er zahlreiche Körperfunktionen durch gezielte Lernprozesse steuern kann, was für Frauen mit Vaginismus von großem Wert ist.

Möglich wird dieser Wirkmechanismus durch psychophysiologische Prozesse, die in der Regel unbewusst ablaufen und durch das Feedback bzw. die Rückmeldungen wahrnehmbar gemacht werden. Dieses Feedback erfolgt durch körperliche Reaktionen, denen wir uns normalerweise gar nicht bewusst sind wie etwa das Atmen, Muskelanspannungen und Bluthochdruck. Derartige körperliche Reaktionen werden durch in Echtzeit stattfindende Messungen ermittelt und an einem Bildschirm für den Patienten sichtbar gemacht.
Hierdurch lernt der Patient, wie er durch seinen eigenen Willen die körperlichen Vorgänge aktiv beeinflussen kann.

Deutlich wird dies beispielsweise, wenn das Biofeedbackgerät körperliche Stressfaktoren aufweist und der Patient diese durch seinen mentalen Einfluss reduziert. Genauso wie sich Stress beeinflussen lässt, können auch andere körperliche Reaktionen gesteuert werden, sei es eine bewusste Entspannung der Muskeln oder eine tiefere Atmung – Aspekte, die bei Vaginismus von Bedeutung sind.

Die Möglichkeiten der Biofeedback-Therapie beschränken sich allerdings nicht nur auf die selbst herbeigeführten Verhaltensveränderungen, mit denen man die bislang unbewussten Körperreaktionen steuert, sondern darüber hinaus kann man mit ihrer Hilfe auch herausfinden, welche Faktoren sich auf das gesundheitliche Wohlbefinden auswirken, sowohl positiv als auch negativ.

Auch äußere Einflüsse nehmen einen wichtigen Stellenwert für die menschliche Gesundheit ein. So kann man durch Biofeedback unter anderem auch herausfinden, ob bestimmte Geräusche oder Gerüche aus der Umgebung das Wohlbefinden beeinflussen.

Biofeedback anzuwenden, ist sehr einfach und völlig schmerzfrei. An mehreren Körperstellen werden elektronische Sensoren angebracht, die mit dem Biofeedback-Gerät verbunden sind. Die Sensoren ermöglichen eine Dokumentation der körperlichen Rückmeldungen, die aus der Muskelspannung, der Atmung, dem Blutdruck, Herzschlag, Hautwiderstand und den Hirnströmen resultieren.

Die hieraus hervorgehenden Informationen macht das Biofeedback-Gerät in Form von akustischen Signalen oder blinkenden Lampen erkennbar. So erhöht sich beispielsweise die Tonlage bei ansteigendem Blutdruck und wird wieder niedriger, sobald der Blutdruck sinkt. Häufig erfolgt auch eine optische Veranschaulichung auf einem Bildschirm, den der Patient während der Behandlung einsehen kann, um seine körperlichen Reaktionen nachvollziehen zu können.
Der weitere Schritt besteht darin, Methoden zu erlernen, die ermöglichen, bestimmte körperliche Reaktionen abzumildern. Hierfür muss der Patient lernen und erkennen, mit welchen Verhaltensweisen er die jeweiligen Körperreaktionen beeinflussen kann. Bestimmte Gedanken- und Entspannungs-

muster ermöglichen einerseits, die ungünstigen Reaktionen zu verhindern, andererseits aber die positiven zu verstärken.

Damit man herausfinden kann, mit welchen Reaktionen der Körper antwortet, muss man verschiedene Gedankengänge ausprobieren. Auch ist es sinnvoll, zunächst mehrere Biofeedback-Techniken zu testen, um die persönlich wirksamste Vorgehensweise herauszufinden.

Sobald die Techniken erlernt sind, ist es auch möglich, diese ohne den Einsatz eines Biofeedback-Gerätes anzuwenden. Für einen nachhaltigen Behandlungserfolg sollte unbedingt regelmäßiges Training erfolgen. Die Geduld wird am Ende belohnt, denn der Therapieerfolg bei Biofeedback gilt bei vielen Patienten immerhin als dauerhafter als bei einer medikamentösen Therapie.

Botox

Botox ist aus der Kosmetik- und Schönheitsindustrie nicht mehr wegzudenken, wo es gerne zur vorübergehenden Faltenreduzierung verwendet wird, indem es die Gesichtsmuskeln davon abhält, sich zusammenzuziehen.

Weitaus weniger bekannt ist die medizinische Verwendung von Botox bei Krankheitsbildern wie etwa Migräne, Trigeminusneuralgie und Schiefhals. Die Verwendung bei Vaginismus ist ebenfalls möglich und wurde erstmalig 1997 bekannt. Bereits nach der ersten Sitzung soll eine Heilungsquote von über 90 % erreicht werden, Geschlechtsverkehr soll nach 2-3 Wochen möglich sein.

Botox ist ein starkes Nervengift (Neurotoxin) und wird direkt in entsprechende Triggerpunkte injiziert. Der enthaltene Wirkstoff Botulinumtoxin ist aufgrund seiner nervenentspannenden Eigenschaft in der Lage, Signalwirkungen zu hemmen und somit eine zeitlich begrenzte Schmerzlinderung zu erreichen. Muskelspasmen werden reduziert, es kommt zu Veränderungen in der Schmerzverarbeitung im Rückenmark. Bei Vaginismus bewirkt es eine Entspannung der Vaginalmuskeln, sodass eine reflexartige Verkrampfung verhindert wird.

Noch immer ist Botox eine Therapieform, die nicht an vorderster Stelle bei der Vaginismus-Behandlung steht, sondern hauptsächlich bei schweren Formen von Vaginismus zum Einsatz kommt, oder wenn andere vorrangig genutzte Therapieformen keinen Erfolg zeigen und der Vaginismus bereits seit Jahren besteht. Auch für Frauen, die von einer großen Frustration betroffen sind und bei denen die Situation zu Verwerfungen in der Partnerschaft führt, ist Botox eine empfehlenswerte Option, ebenso wie für Frauen, die schon allein bei der Vorstellung, etwas in die Vagina einzuführen, ängstlich oder gar panisch reagieren oder eine erhebliche Schmerzvergangenheit aufweisen.

Genau genommen haben die betroffenen Frauen auch nach der Behandlung weiterhin Vaginismus, aber durch Botox werden die Muskeln der Vagina gelähmt. Das bedeutet, dass Botox die Muskeln daran hindert, sich zusammenzuziehen. Die Wirkung von Botox ist nicht von Dauer und lässt nach 4 – 6 Monaten nach, sodass regelmäßige Wiederholungsbehandlungen erforderlich sein können.

Es besteht allerdings auch eine große Chance, dass es keine Rückfälle gibt, weil der Teufelskreis von Kontraktion gleich Schmerz durchbrochen ist. Botox erzeugt stattdessen einen positiven Kreislauf, denn sobald Sex ohne Schmerzen möglich ist, lernen die Muskeln, sich von selbst zu entspannen, auch Frau kann sich entspannen und sie beginnt, Sex zu genießen.

Eine Botox-Behandlung erfolgt in der Regel in Kombination mit Dilatoren-Training. Botox erleichtert es, allmählich eine Toleranz aufzubauen, sodass sich die Vagina daran gewöhnt, etwas in sich aufzunehmen. Zusätzliche Behandlungen sind dann in der Regel nicht mehr erforderlich.

Wenn Botox richtig angewendet wird, ist es ein sehr sicheres Medikament bei Vaginismus. Dennoch kann es zu Nebenwirkungen kommen - sobald das Botox nicht mehr aktiv ist, lassen die Nebenwirkungen aber in der Regel nach. Zu den bekanntesten gehören eine leichte fäkale oder urinale Stressinkontinenz, ein ungewöhnlicher Druckschmerz in der Vagina oder übermäßige vaginale Trockenheit. Letztere entsteht dadurch, dass Botox die Wirkung der vaginalen Lubrikation blockiert, sodass Frauen, die ohnehin schon von Scheidentrockenheit betroffen sind, andere Therapieoptionen bevorzugen sollten.

Der Eingriff, der auch als „überwachte Dilatation“ bezeichnet wird, findet unter Narkose statt und dauert etwa 20 Minuten. Währenddessen wird ein örtliches Betäubungsmittel in die Vaginalwände injiziert und die Introitalmuskeln massiert, damit sich eventuelle Muskelkrämpfe lösen. Im Anschluss daran erfolgt die vaginale Injektion. Noch während der Narkose wird ein großer Dilator eingeführt, sodass die Patientin mit diesem aufwacht. Nach dem Aufwachen sollte es möglich sein, den Dilator ohne Mühe aus- und wieder einzuführen.

Der behandelnde Arzt führt begleitend eine Beratung durch, um Anweisungen für die richtige Anwendung der Dilatoren zu geben. Auch geht es darum, den Übergang von Dilatoren zum Geschlechtsverkehr und bestimmte Positionen des Beckenbodens zu erklären.

Bei einer Botox-Behandlung sind einige Kontraindikationen zu beachten wie insbesondere Schwangerschaft, eine Überempfindlichkeit gegen einen der Inhaltsstoffe und neuromuskuläre Erkrankungen.

Ja, Botox klingt verlockend und wie eine zeitliche Abkürzung. Dennoch: Botox ist kein Allheilmittel, sondern der erste Schritt zum schmerzfreien Geschlechtsverkehr, um den Knoten zu lösen und auch das Gehirn davon zu überzeugen, dass nicht ständig mit Schmerzen zu rechnen ist. Für viele betroffene Frauen steht auch nach der Botox-Behandlung noch Arbeit bevor, um dorthin zu kommen, wo sie hinmöchten. Dazu gehören insbesondere die regelmäßige Anwendung der Dilatoren, das „vertrauter werden“ mit dem eige-nen Körper und gegebenenfalls Beckenbodenübungen.

Die Kosten für eine Vaginismus-Behandlung mit Botox übernehmen Krankenversicherungen in der Regel nicht. Je nach Anbieter unterscheiden sich die Preise gravierend und reichen von wenigen hundert bis mehreren tausend Euros, was davon abhängig ist, ob die Behandlung unter lokaler Narkose oder Vollnarkose erfolgt, aber wohl auch davon, ob sich die Praxis an einer prestigeträchtigen Adresse befindet.

Sexualtherapie

Ihr Gynäkologe wird Sie möglicherweise an einen Spezialisten für sexuelle Gesundheit überweisen. Das ist häufig dann erforderlich, wenn das Thema Sex mit Scham und Unsicherheit behaftet ist. Hier liegt die Ursache oft in der Kindheit und Jugend. Wenn im Elternhaus eine sexualfeindliche Erziehung stattfand und die Themen Nacktheit und Sex tabuisiert wurden, hat dies im Erwachsenenalter nicht selten Auswirkungen auf das Sexualleben. Frauen können sich dann nicht unbeschwert auf Sex einlassen und verkrampfen.

Speziell ausgebildete Therapeuten sind dazu da, Ihnen dabei zu helfen, die aktuelle Situation zu verarbeiten, sich zu öffnen und eine andere Einstellung zum Thema Sex zu erlernen.

Mit gezielter Anleitung hilft er dabei, eine befriedigende Beziehung mit lustvollem Sexualleben zu erlangen. Dafür wird er medizinische, psychologische und zwischenmenschliche Aspekte in Bezug auf sexuelle Zufriedenheit thematisieren.

Es geht bei einer Sexualtherapie nicht darum, dass der Therapeut zeigt, wie man Sex hat, es behält auch jeder seine Kleidung an. Eine Sexualtherapie ist vielmehr eine Art Psychotherapie, bei der die Gesprächstherapie im Mittelpunkt steht. Diese kann mit Ihnen allein oder gemeinsam mit Ihrem Partner stattfinden.

Für manche Frauen ist eine Sexualtherapie ohne Partner ausreichend, für andere ist die Anwesenheit des Partners allerdings von großer Wichtigkeit, sei es um eine stärkere Bindung aufzubauen oder sich sicherer zu fühlen. Hierbei ist wichtig zu wissen, dass der Therapeut nicht dazu da ist, sich auf die Seite einer Person zu stellen. Bevor Sie eine alleinige Entscheidung treffen, sollten Sie mit Ihrem Partner sprechen – fragen Sie ihn, ob er dabei sein möchte.

Während der Therapie sprechen Sie über Ihre Erfahrungen, Gefühle und Sorgen und erarbeiten gemeinsam mit dem Therapeuten Bewältigungsmechanismen, damit sich die körperlichen Reaktionen zukünftig verbessern.

Dabei wird er auch einige Techniken vermitteln, mit denen Sie die Vagina darauf trainieren können, ohne Verkrampfung auf Penetration zu reagieren.

Üblicherweise werden Sie die Therapiesitzungen mit einem kleinen Aufgabenzettel verlassen und bis zu Ihrem nächsten Termin ein paar Hausaufgaben erledigen.

Wenn der Verdacht besteht, dass zusätzlich eine Funktionsstörung auf körperlicher Ebene vorliegt, wird der Sexualtherapeut idealerweise den Gynäkologen mit einbeziehen. Im Team können sie sich über Ihre Probleme und Symptome beraten und einen multimodalen Therapieplan erstellen.

Die Sexualtherapie hat dann ihr Ziel erreicht, wenn Sie das Gefühl haben, dass Sie eine signifikante Verbesserung erreicht haben und Ihr Therapeut der Meinung ist, dass Sie die zukünftigen Herausforderungen bewältigen können.

Wie findet man einen Sexualtherapeuten?

Ein Sexualtherapeut kann ein Arzt, Psychologe, Psychiater oder Paartherapeut sein. Sie alle sind Experten für psychische Gesundheit und verfügen über eine umfangreiche Zusatzausbildung für Sexualmedizin.

Der einfachste Weg, einen Sexualtherapeuten in der Nähe zu finden, ist die Suche im Internet wie z. B. auf der Seite www.netzwerk-sexualtherapie.de.

Man kann sich auch bei seiner Krankenversicherung nach zertifizieren Sexualtherapeuten erkundigen. Eine persönlichere Empfehlung ergibt sich, wenn man seinen Gynäkologen fragt, denn dieser verfügt womöglich über ein Therapeutennetzwerk und weiß, welcher Sexualtherapeut am besten zur persönlichen Situation passt.

Natürlich können Sie sich auch im Freundeskreis erkundigen, so wie man es auch bei anderen gesundheitlichen Problemen macht. Allerdings ist dies bei diesem sehr privaten Themen nicht für jeden eine gute Idee.

Syndyastische Sexualtherapie

Die Syndyastische Sexualtherapie (SST) nach Loewit & Beier ist eine besondere Variante der Sexualtherapie und gilt hier als ein fächerübergreifendes Therapiekonzept, bei dem die allgemeine Psychotherapie, Paartherapie und die klassische Sexualtherapie eingebunden sind. Aufgrund dieser multimodalen Therapiebasis eignet sich die Syndyastische Sexualtherapie bei sexuellen Funktionsstörungen mit unterschiedlichen Ursachen.

Die Behandlung erfolgt im Sinne des griechischen Wortes syndyastikós paarweise, welches Aristoteles seinerzeit zur Beschreibung von „Gemeinsamkeit zu zweit" verwendete.

Sie setzt die Grundbedürfnisse und Kommunikation einer partnerschaftlichen Beziehung in den Fokus, die auf Vertrautheit, Zugehörigkeit, Geborgenheit, Nähe, Wärme und Intimität fußt. Somit geht es nicht einzig darum, eine gestörte Sexualfunktion zu behandeln und als Therapieziel einen Orgasmus zu sehen, sondern vielmehr wird die häufig vorhandene frustrierte Erfüllung der Grundbedürfnisse zum Thema gemacht, die eine partnerschaftliche Beziehung belastet.

Gelingt es, mithilfe einer angst- und druckfreien Körperkommunikation das primäre Ziel zu erreichen, die psychosozialen Grundbedürfnisse wieder herzustellen und dadurch ein Paar wieder glücklich zu machen, kann sich die gestörte Sexualfunktion regenerieren.

Im Unterschied zur üblichen Sexualtherapie rücken die partnerschaftliche Beziehung und die echte Zuneigung in den Mittelpunkt und nicht das sexuelle Symptom eines Partners. Für manche Patienten kommt die Erkenntnis zutage, dass die gestörte Sexualfunktion eventuell Ausdruck einer nicht optimal funktionierenden partnerschaftlichen Beziehung ist.

Bei jedem Therapiegespräch, das im wöchentlichen oder zwei-wöchentlichen Rhythmus stattfindet, wird ausgelotet, wie die nächsten Schritte aussehen sollen. Hierbei wird auch erarbeitet, welche „Verabredungen" man anschließend zuhause miteinander ausprobieren möchte. Ein wichtiger Bestandteil ist, dass bereits während der Therapie positive Erlebnisse möglich werden und nicht erst am Ende einer langen Therapieserie. Damit dies gelingt, ist es wichtig, dass sich beide Partner aktiv in die Therapiegespräche einbringen und beide den Wunsch haben, ihre sexuelle Beziehungszufriedenheit zu verbessern.

Je nach Situation können neben den paarbezogenen Gesprächsinterventionen auch medikamentöse Optionen oder Hilfsmittel zum Einsatz kommen. Im Rahmen der Syndyastischen Sexualtherapie wird nie eine ausschließliche medikamentöse Behandlung erfolgen, da diese als reine Symptomtherapie gilt und die Grundproblematik nicht verbessert.

Psychotherapie

In Einzelfällen und je nach Ursache des Vaginismus kann es sinnvoll sein, eine Psychotherapie als unterstützende Maßnahme in das Therapiekonzept einzubinden. Der Verstand hat verinnerlicht, dass es weh tun wird, man nicht bereit ist, nicht feucht genug ist. Vielleicht auch, dass man der eindringenden Person nicht wirklich vertraut.

Oder man fragt sich, warum nicht erst ein Vorspiel möglich ist, damit sich die Beckenbodenmuskulatur genug entspannen kann, um eine Penetration zu ermöglichen. Betroffene Frauen sehen sich häufig mit einem beeinträchtigten Selbstwertgefühl konfrontiert, zudem kommen Gefühle der Wertlosigkeit in Bezug auf Sexualität auf. Rückzug in der Partnerschaft, zunehmende Angst vor der nächsten Intimität sind nur einige dieser Folgen.

Zweifelsohne bedeutet eine so vielschichtige Erkrankung wie Vaginismus eine große Belastung für die Psyche. Viele Faktoren, die mit dieser Krankheit einhergehen, zermürben und hinterlassen Spuren in der Seele. Hier spielen auch häufig die vielen Jahre hinein, die bis zum Tag der Diagnose ins Land ziehen. Zudem müssen viele Patientinnen, die damit einhergehenden Probleme, mit sich allein ausmachen, nicht immer ist ein Partner vorhanden und falls doch, ist er nicht unbedingt in der Lage, eine zuverlässige Stütze zu sein. Auch wenn er keine direkte Hilfe sein kann, so ist es trotzdem wichtig, dass darüber gesprochen wird, denn Vaginismus betrifft beide Parteien in einer Beziehung.

Alles in allem ein schwieriges Gesamtpaket, das weder ein Hausarzt noch ein Gynäkologe allein bewältigen kann. Wenn die Seele stark leidet, kann die therapeutische Unterstützung eines einfühlsamen und mit Vaginismus vertrauten Psychotherapeuten notwendig werden. Hier ist es wichtig, die Zeichen der Zeit rechtzeitig zu erkennen und sich so früh wie möglich durch psychotherapeutische Hilfe unterstützen zu lassen.

Die Anerkennung und Wahrnehmung des Vaginismus ist der erste Schritt bei der Behandlung, wenn eine psychische Ursache als Auslöser für die Scheidenkrämpfe zugrunde liegt. Es ist verständlich und nachvollziehbar, dass man diesen Schritt nicht gerne geht. Angst kommt auf vor dem Unbekannten. Besonders diejenigen, die noch nie Kontakt zu einem Psychotherapeuten hatten oder die zuvor negative Erfahrungen gemacht haben, sträuben sich. Schnell spielt sich auch ein Kopfkino mit unangenehmen Bildern ab.

Man stellt sich vor, wie der Psychotherapeut neugierige Fragen stellt, die man eigentlich am liebsten gar nicht hören und erst recht nicht beantworten möchte. Wer lässt sowas schon gerne mit sich machen? Es ist niemals angenehm, wenn jemand in seinem privaten Seelenleben herumgräbt und möglicherweise einem noch den Spiegel vorhält.

Doch wenn es sinnvoll erscheint, eine Psychotherapie heranzuziehen, sollte man versuchen, diese negativen Assoziationen auszublenden und sich mit den positiven Aspekten dieser Behandlungsmöglichkeit auseinandersetzen. Ein erfahrener und empathischer Therapeut weiß um die Ängste und Unsicherheiten, auch dies zu wissen, kann helfen, seine eigenen Vorbehalte gegenüber der Psychotherapie etwas zu reduzieren.

Hilfreich ist auch, sich das Ziel dieser Behandlungsmöglichkeit vor Augen zu halten. Letztendlich soll die Psychotherapie dazu verhelfen, dass man mit der Erkrankung besser leben kann und die eventuell zugrunde liegenden psychischen Ursachen bearbeitet. Die starken Beeinträchtigungen in der Partnerschaft, die Ängste, die Minderwertigkeitsgefühle sind hier wichtige Aspekte.

Auch geht es darum, wieder Optimismus aufkommen zu lassen, besonders dann, wenn depressive Verstimmungen bestehen.

In der Psychotherapie geht es nicht nur um die aktuelle Situation, sondern auch um die Zukunft. Hierfür lernt die Patientin mithilfe einer Verhaltenstherapie, wie sie Wege aus der Isolation findet und sie ständiges Grübeln vermeiden kann. Ein großes Ziel ist hier, wieder mehr Lebensmut zu entwickeln. Denn wer ständig nur über seine Krankheit grübelt und sie zum alleinigen Lebensinhalt macht, verliert Lebensfreude.

In behutsamen Gesprächen wird der Therapeut mit der betroffenen Frau und auf Wunsch auch unter Einbeziehung des Partners die möglichen Ursachen erörtern und hierauf aufbauend relevante Behandlungsschritte festlegen.

Manchmal reicht es auch schon aus, wenn man einfach darüber sprechen kann, was wirklich los ist und wenn man in dem Therapeuten eine vertrauenswürdige Person gefunden hat, die einem zuhört und die Ängste und Nöte versteht. Hat man hier sein Herz ausgeschüttet, erleichtert dies enorm.

Osteopathie

Osteopathie ist ein ganzheitlicher Ansatz, der Vaginismus positiv unterstützen kann. Die Leitgedanken der Osteopathie beruhen nach dem Begründer Andrew Still (1828 bis 1917) auf drei Säulen. Die erste bezieht sich auf die Struktur und die damit verbundenen Funktionsmerkmale.

Die Strukturen im Körper des Menschen sind Knochen, Gelenke, Muskeln, Sehnen, Organe, Liqourräume, Blutgefäße, Lymphgefäße, Nervenbahnen. Die einzelnen Strukturen zeigen sich von ihrer Beschaffenheit her unterschiedlich, so ist ein Knochen aus hartem Material, er sorgt für Festigkeit, gibt Halt und bildet ein Schutzschild gegen Belastungen. Muskeln, die Knochen umgeben, sind dehnbar und elastisch und ermöglichen so Bewegungen, was der starre Knochen allein nicht kann. So hat jede Struktur ihre besondere Funktionalität und Aufgabe, die jedoch mit den anderen Strukturen direkt oder indirekt in Zusammenhang steht und diese entsprechend beeinflussen kann.

Die Osteopathie geht davon aus, dass sich Krankheit und Gesundheit in der Gesamtheit von Skelett und Muskeln widerspiegeln, sodass der behandelnde Therapeut nach möglichen Funktions- und Mobilitätsstörungen in diesem System sucht. Dies geschieht einzig und allein durch die Hände, denn eine osteopathische Behandlung ist eine ganzheitliche manuelle Therapie, bei der weder Geräte noch Präparate zum Einsatz kommen.

Die Hände sind das einzige Instrument, das dem Therapeuten zur Verfügung steht, und durch gezielte Handgriffe und manuelle Techniken kann er etwaige Störungen aufdecken und behandeln. Dabei geht es darum, das Gewebe, Blockaden und Verspannungen sukzessive schmerzfrei aufzulösen, sodass der Körper zurück in sein Gleichgewicht findet.

So kann beispielsweise durch eine gezielte Einflussnahme auf die Verwachsungen und Gewebeverklebungen eine Reduzierung von Menstruationsschmerzen erreicht werden, aber auch außerhalb der Menstruation stellt sich hierdurch ein angenehmeres Bauchgefühl ein. Auch bei Vaginismus kann sich Osteopathie günstig auswirken, andere therapeutische Verfahren begleiten und diese in ihrer Wirksamkeit unterstützen. Vaginismus kann, wie bekannt, in verschiedenen Formen auftreten, daher ist im Vorfeld abzuklären, welche Ursache zugrunde liegt, um auszuloten, ob Osteopathie die Symptome bessern kann.

Verändert sich hingegen die Funktion einer Struktur durch bestimmte ungünstige Einwirkungen, dann verändert sich auch die Struktur selbst. Ein gutes Beispiel hierfür sind erschlaffte Muskeln, die durch mangelndes Training an Substanz verlieren und so nur noch wenig bis gar keine Kraft mehr übertragen können.

Gerade im Rückenbereich kommt der Muskulatur eine wichtige stabilisierende Wirkung für die Wirbelsäule zu. Ist keine oder nur wenig trainierte Muskulatur vorhanden, bilden sich durch Fehlstellungen Rückenschmerzen, Kopfschmerzen und Verspannungen aus. Körperstrukturen brauchen die richtige Funktion, ein Plus an Funktion führt auch zu einem Plus an Struktur.

Funktionsstörungen beeinträchtigen die Bewegung einer Struktur. Der Osteopath kann durch sanfte Berührung die Bewegung der Strukturen erspüren und feststellen, ob Unregelmäßigkeiten vorliegen. Die Behandlung erfolgt dann mit gezielten Techniken, die behutsam ausgeführt werden, aber eine tiefe Wirkung entfalten. Ziel ist es, die Funktionsstörung zu beheben, damit die beeinträchtigte Struktur wieder in ihren richtigen Bewegungsrhythmus zurückfindet.

Alle Strukturen bilden entsprechend der zweiten Säule der Osteopathie eine untrennbare Einheit durch die Faszien, die alle Strukturen umhüllen und sich wie ein breites elastisches Netz durch den Körper spannen.

Faszien bezeichnen Faserbündel aus Bindegewebe, die mit Rezeptoren ausgestattet sind und mit allen anderen Strukturen kommunizieren können. Sie sorgen für Halt und Beweglichkeit der Strukturen und sind auch wichtig für die Immunabwehr. Die Faszien sind für die Osteopathie wesentlicher Untersuchungs- und Behandlungsansatz, denn sie können erstastet werden und weisen somit den Weg zu den einzelnen und insgesamt gesehen zu allen Körperstrukturen. Auch Strukturen, die funktionell nicht miteinander in Beziehung stehen, werden durch die Faszien erreichbar.

Funktionsstörungen innerhalb einer Struktur können durch die Faszien übertragen und durch den Osteopathen mit den Händen aufgespürt werden. Es kann sein, dass eine Funktionsstörung in einer bestimmten Körperregion verantwortlich ist für Beschwerden in einer völlig anderen Körperregion. Das hat mit der direkten und indirekten Verbindung aller Strukturen und deren Funktionen zu tun, vergleichbar mit Rädchen in einem Uhrwerk, von denen jedes einzelne wichtig für den gesamten Mechanismus ist. Fällt eines aus oder läuft nicht richtig, betrifft das verschiedene Elemente, die dann wiederum in ihrer Funktion beeinträchtigt werden.

Die dritte Säule der Osteopathie setzt auf die Selbstheilungskräfte des Körpers. Unser Organismus ist darauf ausgelegt, das Gleichgewicht zu halten, Krankheitserreger abzuwehren, immunisierende Stoffe zu bilden, Heilungsprozesse zu beschleunigen. Er besitzt verschiedenste Schutz- und Regulationsfunktionen.

Ist die Funktion oder Bewegung einer Struktur beeinträchtigt, kann dies zu Beschwerden und Erkrankungen führen und auch die Struktur dauerhaft selbst schädigen. Die Osteopathie will die Selbstheilungskräfte des Körpers unterstützen, indem Bewegungsstörungen beseitigt werden.

Osteopathie bei Vaginismus

Bei vielen Frauen mit Vaginismus liegt eine Verspannung des Beckens als auch eine hyperaktive Beckenmuskulatur vor. Ein wichtiges Nervengeflecht, der sogenannte Plexus lumbosacralis, ist im Lendenbereich angesiedelt. Aus diesem spaltet sich der Nervus Pudendus ab, der die Beckenmuskulatur, und hier insbesondere den Musculus levator ani, innerviert. Dass wir das Becken an- und entspannen können, ist hauptsächlich auf dieses Muskelgeflecht zurückzuführen.

Die Spannung des Vaginismus wirkt sich vielfältig aus, so können auch die Gebärmutter, Blase, der Enddarm und Dünndarm betroffen sein. All diese Beckenorgane sollten sich untereinander frei bewegen können. Ist das nicht möglich, hat dies über die Bänder am Kreuzbein und an der Lendenwirbelsäule Auswirkungen auf das große Nervengeflecht Plexus lumboscralis.

Wissenswertes über die Osteopathie-Behandlung

Der Osteopath nimmt eine eigene Diagnose vor, berücksichtigt dabei aber immer die ärztliche Diagnose. Mitunter können aber zur Abschätzung der osteopathischen Möglichkeiten auch Ultraschallbilder und Laborwerte notwendig sein. Eine Behandlung beginnt mit einem ausführlichen Gespräch und verschiedenen Bewegungstests, danach erfolgt eine manuelle Untersuchung. Kommt der Osteopath zu dem Schluss, dass die osteopathischen Anwendungen dem Patienten helfen können, wird er eine manuelle Behandlung durchführen.
Die Anzahl der Behandlungen richtet sich nach den Ergebnissen. Allerdings setzt die Wirkung einer Behandlung nicht immer unmittelbar ein, es kann auch längere Zeit dauern, bis der Körper auf die Techniken reagiert. Weitere Be-

handlungen erfolgen daher meist im wöchentlichen oder mehrwöchentlichen Abstand.

Es kann nach einer osteopathischen Behandlung zur so genannten Erstverschlimmerung von Beschwerden oder Symptomen kommen, die jedoch nach wenigen Tagen abgeklungen sein sollten. Bedeutende Nebenwirkungen werden nicht verzeichnet. Schmerzen, Schwindel, Müdigkeit und Frösteln sind möglich, was aber meist der Anpassung des Körpers an die Veränderungen geschuldet ist und ebenfalls wieder schnell vorübergehen sollte.

Zahlreiche Fachärzte (z. B. Gynäkologen) arbeiten mit Osteopathen zusammen, denn diese manuelle Behandlungsmethode kann die Schulmedizin sinnvoll ergänzen. Osteopathie kann von Ärzten, Heilpraktikern und Physiotherapeuten mit einer Zusatzausbildung ausgeübt werden. Die Kosten für eine Behandlung liegen zwischen 50 und 120 Euro und werden von den gesetzlichen Krankenkassen nach eigenem Ermessungsspielraum, jedoch nicht verpflichtend, übernommen.

Faszientraining

Faszien, allgemein auch als Bindegewebe bezeichnet, können im Zusammenhang mit Vaginismus eine wichtige Rolle spielen. Es handelt sich hier um ein festes, aber trotzdem elastisches Netz aus Kollagenfasern, das Organe und Muskeln umhüllt und damit dem Körper Form und Stabilität gibt.

Es wirkt als Überträger von Schmerzen, kann aber auch selbst Schmerzen und Beschwerden verursachen. Im Zusammenhang mit Vaginismus kann es helfen, wenn erfahrene Therapeuten versuchen, verklebte und verfilzte Faszien, die in ihrer Funktion eingeschränkt sind, zu glätten und damit elastisch zu machen, um die mit Vaginismus einhergehenden Probleme zu lindern. Diese besondere Therapieform wird hauptsächlich von Physiotherapeuten, Heilpraktikern und Medizinischen Masseuren ausgeübt.

Die Faszien im menschlichen Körper

Um die Beschaffenheit und Optik der Faszien im menschlichen Körper zu veranschaulichen, wird oft der Vergleich mit einem Stück Fleisch angebracht. So findet sich bei verschiedenen Fleischsorten auf der Oberfläche eine feste faserige weiße Schicht und auch das Fleisch selbst kann damit durchzogen sein. In der Regel wird diese obere Faserschicht weggeschnitten. So in etwa kann man sich die Faszien im menschlichen Körper vorstellen.

Die einzelnen Faserbündel aus Kollagen und Elasthan durchziehen den gesamten Körper und spannen so ein elastisches Netz von Kopf bis Fuß, das alles zusammenhält und dem Körper auch seine Form gibt. Sie verbinden und umhüllen alle Elemente wie z. B. Knochen, Gelenke, Muskeln, Nerven, Gefäße. Ohne die Faszien würden wir in uns zusammenfallen. Auch Bänder und Sehnen bestehen aus faszialem Gewebe.

Faszien müssen einen bestimmten Wassergehalt aufweisen, damit sie elastisch funktional bleiben, und den Körperelementen, die sie umhüllen, genügend Bewegungsfreiraum bieten. Auch können sie Fett aufnehmen. Unterschieden wird in obere und tiefere Faszien. Nach der Haut ist das Fasziennetz das größte Sinnesorgan des Menschen. Faszien sind mit Rezeptoren ausgestattet, die Impulse überall hin weiterleiten und somit in ständiger Kommunikation mit allen Bestandteilen des Körpers, so auch mit den Organen und dem Gehirn stehen.

Fazien sind nicht einfach nur, wie früher angenommen, Füllmaterial und Verpackung für die Körperlelemente, sie haben vielfältige Funktionen, darunter Stützfunktionen, Verbindung, Schutz vor Verletzungen der inneren Elemente, Wahrnehmung von Veränderungen, Transport von Nährstoffen, Abtransport von Giftstoffen, Produktion von neuem Bindegewebe, Unterstützung des Immunsystems, Wundheilung.

Geschädigte Faszien beeinträchtigen die Gesundheit

Das Fasziennetz ist ein lebendiges aktives Gewebe, das in seiner Beschaffenheit nicht beeinträchtigt werden darf, um einwandfrei zu funktionieren. Neben der normalen Alterung und mangelnder Bewegung tragen auch Überbelastung der Gelenke und Muskeln, Sehnen und Bänder, Verspannungen durch andauernde Fehlhaltungen, Stress, Verletzungen, Entzündungen und Operationen zu einer Schädigung der Faszien bei.

Die normale glatte und lineare, elastische Struktur der Faszien verändert sich - die Faszien verfilzen, verkleben, verkürzen sich, was dann zu verschiedenen Beschwerden führen kann. Verklebte und verkürzte Faszien beeinträchtigen die Funktion und Bewegungsfreiheit der Knochen, Gelenke, Muskeln, Organe, denn die werden regelrecht eingespannt, auch kann es dazu kommen, dass Nerven eingeklemmt werden durch das zu stark spannende und weniger elastische Fasziengewebe.

Um die Faszien wieder in ihren normalen Zustand zu bringen, ist Körperarbeit und Faszientraining gefragt. Alternative manuelle Heilmethoden wie die Osteopathie oder das Rolfing setzen hier mit gezielten Techniken an, die ausschließlich mit der Hand ausgeführt werden.

Die therapeutische Anwendung

Bei der ersten Sitzung analysiert der Therapeut zunächst die Bewegungsmuster, Muskulatur, Verkürzungen oder Veränderungen. Als nächstes wird er alle Körpersegmente abtasten und hierbei veränderte Faszienstränge und verkürzte Muskelpartien erfassen. Wichtig sind auch mögliche Triggerpunkte und Verhärtungen.

Hierauf abgestimmt wird er die jeweiligen Beeinträchtigungen mit speziellen Faszien-Griffe behandeln und mithilfe bestimmter Stretch-Griffe Verklebungen und Verspannungen der Faszien lösen.

Faszientraining - Kombination aus Faszien-Massage und effektiven Übungen

Faszientraining kann mit und ohne Hilfsmittel durchgeführt werden. Es gibt zwei Arten von Faszientraining, die im Idealfall miteinander kombiniert werden: Die Selbstmassage mit speziellen Trainingsgeräten wie der Faszienrolle und gezielte Übungen, die sich auf Strecken, Dehnen, Schwingen konzentrieren und ohne Hilfsmittel durchzuführen sind.

Die Faszienmassage als Teil des Faszientrainings ist keine Massage im üblichen Sinn, denn hier ist der ganze Körper gefragt, auch wenn im Speziellen bestimmte Bereiche wie Fuß, Wade, Oberschenkel, etc. bearbeitet werden. Hauptziel ist das Auflösen verklebter und verspannter Strukturen und den Körper sanft zu straffen, weil an dieser Arbeit zahlreiche Muskeln beteiligt sind.
Die ausgleichenden und mobilisierenden Bewegungen der Übungen stützen sich im Wesentlichen auf Dehnen, Strecken, Schwingen. Bei allen Übungen des Faszientrainings, mit oder ohne Hilfsmittel, geht es nicht um Schnelligkeit und hohe Leistung, sondern vielmehr um die Konzentration auf jede Übung und das Er- und Nachspüren der Wirkung.

Für Faszientraining findet sich heute eine Vielzahl von Literatur und DVDs und noch mehr Online-Anleitungen. Beim Kauf von Zubehör für das Faszientraining liegt häufig eine Übungsbroschüre bei. Gesundheitsexperten empfehlen aber dennoch zu Beginn ein professionelles Faszientraining.

In einem solchen Kurs können die Grundlagen und die essentielle Vorgehensweise praktisch vermittelt werden, denn man kann auch viele Fehler machen, wenn z. B. Hilfsmittel wie Faszienrolle oder Ball zum Einsatz kommen. Faszientraining sollte zudem in den Alltag eingebaut werden, wer es nur einmal im Abstand von mehreren Wochen oder Monaten durchführt, wird kaum Erfolge merken.

Trainingshilfsmittel für Faszienmassage-Übungen

Ausgebildete Osteopathen, Physiotherapeuten oder Rolfer können verdickte, verklebte, in ihrer Struktur veränderte Faszien ertasten. Dem Laien ist das meist nur bei sehr stark ausgeprägten Verspannungen möglich. Mit speziellen Hilfsmitteln für das Faszientraining können alle Körperteile wie Füße, Waden, Oberschenkel, Gesäß, Rücken, Bauchpartie, Kopf gezielt bearbeitet und massiert werden, um eine verklebte Faszienstruktur langsam aufzulösen und in ihrem elastischen Normalzustand zu halten. Die Übungen mit den Trainingsgeräten für die Faszien wirken durchblutungsfördernd und stärken die eigene Körperwahrnehmung.

Im Handel finden sich dazu folgende Komponenten:

- Faszienrolle, auch Blackroll genannt
- Faszienball
- Doubleball

Faszienrolle und Faszienball sind in verschiedenen Größen und Härtegraden erhältlich. Bei der Faszienrolle finden sich kurze und lange Rollen, je nach Einsatz und Körperpartie, weiterhin kann der Anwender zwischen glatten Fazienrollen oder Trainingsrollen mit genoppter oder welliger Oberfläche für die Intensität wählen. Faszienrollen und Faszienbälle sind meist aus Hartschaum gefertigt. Um einen optimalen Druckwiderstand zu leisten, gibt es luftgefüllte Modelle, mit denen sich der Härtegrad variieren lässt.

Der Preis für die Trainingshilfen bewegt sich je nach Art, Größe und konkreter Ausführung zwischen 10 bis 60 Euro.

Anwendung von Faszienrolle und Faszienball

Die Faszienrolle in ihren verschiedenen Ausführungen wird genutzt, um damit Massage-Übungen an Beinen, Rücken, Gesäß und Bauch durchzuführen. Sinn und Zweck ist es, auf die einzelnen Partien einen durchaus etwas festeren, aber nicht zu starken Druck auszuüben, der das Bindegewebe lockert. Dazu wird mit Rollbewegungen gearbeitet, die allerdings nur effektiv möglich sind, wenn eine entsprechende Gewichtsverlagerung, z. B. durch Anheben des Gesäßes, der Beine oder des Rückens, erfolgt.

Die Bewegungen auf der Rolle werden bei langsamem Tempo durchgeführt und sollten intensiv wahrgenommen werden. Der Druckmoment wird zudem für 30-60 Sekunden beibehalten. Der Faszienball dient zur punktuellen Anwendung, kann generell an allen Körperstellen eingesetzt werden und stimuliert bestimmte Triggerpunkte im Gewebe.

Der Double- oder Doppelball hat in der Mitte eine Vertiefung oder Aussparung und ist speziell für den Nackenbereich gedacht. So liegt er im Bereich der Halswirbelsäule rechts und links des Knochens auf, was die Wirbelsäule entlastet und eine gezielte Bearbeitung des verhärteten Gewebes seitlich davon ermöglicht. Selbstverständlich kann auch der Double-Ball an allen anderen Körperpartien eingesetzt werden. Gerade bei extremem Bewegungsmangel und einer stärkeren Faszienverdichtung kann es zu Beginn nach den Übungen zu Muskelkater und leichtem Druckschmerz kommen. Das ist aber wie bei jeder aktiven sportlichen Betätigung und auch nach Massagen eine normale Erscheinung, die sich nach kurzer Zeit legen sollte.

Faszientraining ohne Hilfsmittel -

Dehnen, Strecken, Schwingen, Federn, Wippen

Eine Ergänzung oder auch eigenständiges Training ohne Hilfsmittel sind Übungen, um die Elastizität der Faszien zu erhöhen und dauerhaft auf einem guten Level zu halten. Dazu zählen Übungen für die einzelnen Körperpartien, in denen es um Dehnen, Strecken, Schwingen, Federn, Wippen geht, ebenso wie Gleichgewichtsübungen. Auch aus dem Yoga-Bereich fließen viele Übungen ein.
Eine relativ bekannte Übung, die sicher jeder schon aus der Gymnastik und vom Aufwärmen her kennt, ist das Schwingen mit beiden Armen durch die Beine. Um einen noch stärkeren Effekt zu erzielen, kann eine Flasche mit Wasser in die Hände genommen werden.

Und so funktioniert die Übung:

Stellen Sie sich mit geöffneten Beinen gerade hin. Der Kopf ist ebenfalls aufgerichtet. Strecken Sie die Arme leicht nach oben, die Flasche halten Sie zwischen den Händen. Nun gehen Sie mit Schwung und aus der Hüfte nach unten, so dass die Arme zwischen den Beinen schwingen können und richten sich langsam nachfedernd wieder auf. Wichtig ist dabei, dass der Schwung nicht aus den Schultern, sondern aus der Hüfte kommt.

Langfristige Vorteile von Faszientraining

Die Kombination von Faszienmassage und Streck-, Dehn-, Schwingübungen zahlt sich langfristig und dauerhaft aus. Wenn Faszien elastisch, beweglich, gut gewässert und frei arbeiten können, verfeinert sich auch das Körperbild merklich. Der Gang wird aufrechter, die Bewegungen fließender, weicher und harmonischer. Das verändert die gesamte Erscheinung, die nun weitaus entspannter und symmetrischer ist.

Vom Üben zum Geschlechtsverkehr

Beckenbodentraining, Mentaltraining, Vaginaltraining und weitere Maßnahmen führen Frauen langsam an den Geschlechtsverkehr mit dem Partner heran. Sie bauen zunehmend Ängste und schlimme Vorstellungen ab und erhalten ein positives Gefühl für den Intimbereich. Der Sex kann bald (wieder) zu einer entspannten, erfüllten Angelegenheit werden, die auch die Paarbeziehung und das eigene Liebesleben stärkt. Wenn die Frau bereit ist, gilt es, wie bereits zuvor bei den Übungen, sich Zeit zu nehmen, sich selbst nicht unter Druck zu setzen und auch den Partner langsam an das Geschehen heranzuführen.

Der Weg zum Ziel - Den Intimbereich neu kennenlernen und Training

Viele kleine Schritte führen bei Vaginismus zum Erfolg. Zu Beginn hat die Frau ihren Intimbereich durch Ansehen und sanfte Berührungen kennen- und im besten Fall lieben gelernt. Sie weiß jetzt, er ist ein wichtiger Teil von ihr, genauso wie beispielsweise Hände und Füße.

Durch facettenreiches und regelmäßiges Beckenbodentraining hat sie ein Gespür für die Vorgänge An- und Entspannen bekommen und kann ihre Beckenbodenmuskulatur deutlich fühlen. Mentaltraining mit seinen unterschiedlichen Methoden hat ihr geholfen, eine neue, innere Einstellung zu erhalten, schlimme Szenarien zu löschen und positive Gefühle und Eigenschaften als Ankerpunkte zu manifestieren, die ihr auch bei den Vaginalübungen zugutekommen.

Das Vaginaltraining hat dazu beigetragen, dass sie nun leicht und schmerzfrei einen Tampon, den eigenen Finger oder einen Dilator einführen kann. Durch das Üben mit Dilatoren verschiedener Größen und die Bewegung in der Scheide konnte sie lernen, die „Barrikade" zu überwinden und hat sogar schon wieder positive Erfahrungen gemacht. In einem weiteren Schritt wurde der Partner mit einbezogen.
Sie hat seinen Finger behutsam eingeführt oder er hat es übernommen, Dilatoren einzuführen und diese gefühlvoll in der Vagina zu bewegen.

All diese Schritte waren die Vorbereitung auf den Geschlechtsverkehr und die Aufnahme des Penis. Jetzt ist es soweit und es kann nur noch besser werden. Denn der Penis ist im Gegensatz zu einem Dilator warm, weich und anpassungsfähig, was die ganze Sache einfacher und angenehmer macht.

Jetzt mag es sich noch wie eine Übung anfühlen, denn es geht darum, dass der Penis in die Vagina weitestgehend schmerzfrei eindringen und sich darin bewegen kann. Mit der Zeit stellen sich auch sexuelle Lust und Genuss (wieder) ein. Dabei können sich die Partner auch gegenseitig durch Sextalk, intensives Vorspiel und eigene Erregungstaktiken unterstützen.

Der Geschlechtsverkehr: Penis begrüßen, aufnehmen und sich gemeinsam bewegen

Vorweg soll erwähnt werden, dass bei den nachfolgenden Übungen an Verhütung zu denken ist, um eine ungewollte Schwangerschaft zu verhindern. Wie bei allen anderen Trainingsübungen, um den Vaginismus zu überwinden, beginnt auch der Sex mit dem Partner in kleinen Schritten, die einzeln für sich mehrmals wiederholt werden, bevor der nächste Übungsschritt erfolgt.

Der Penis wird zuerst langsam an die Vagina angenähert. Dazu ist eine Stellung ideal, in der sich die Geschlechtsteile beider Partner erst einmal nur berühren. Die Frau nimmt nun den Penis in ihre Hand, führt ihn zum Scheideneingang und streichelt damit über Schamlippen, Schamspalt, Klitoris und Damm. Dabei sollten alle Empfindungen, die auftreten, intensiv wahrgenommen werden. Auch auf die eigene Entspannung und den Atem ist zu achten.
Dann ist der Partner an der Reihe und streicht mit seinem Penis über die äußeren Geschlechtsteile der Frau. Die bewusste Wahrnehmung aller Eindrücke und Gefühle spielt wieder mit.

Nachdem der Penis auf diese zärtliche Art und Weise begrüßt wurde, soll versucht werden, lediglich die Penisspitze ein Stück weit einzuführen. Hilfreich ist es hier, zunächst den größten Dilator einzuführen. Während der Partner auf dem Rücken liegt, kniet sich die Frau über ihn. Der Penis wird mit Gleitgel befeuchtet und sanft stimuliert, so dass er sich erregt. Die Erregung sollte eine Zeit lang bewegungslos gehalten werden, dabei kann die Partnerin helfen.

Nach der Entnahme des Dilators nähert sich die Vagina dem erigierten Penis soweit, dass die Penisspitze an der Scheidenöffnung spürbar wird. Die Frau zieht nun die Schamlippen auseinander, hält den Penis, lässt den Beckenboden pulsieren, atmet bei der Anspannung ein und beim Loslassen der Muskulatur wieder aus.

Diese Übung wird zweimal wiederholt und beim dritten Ausatmen sollte die Vagina ein Stück weit auf die Penisspitze herabgesenkt werden. Unter fließendem Atem nimmt die Frau diesen Moment genauestens wahr.

Auch, wenn es sich um eine weniger angenehme Empfindung handelt, die in diesem Moment wahrgenommen wird, so ist das kein Beinbruch. Es ist wichtig, diese Erfahrung jetzt zu machen und sich wieder daran zu gewöhnen. Keiner der Schritte, die zum Geschlechtsverkehr führen, muss auf Anhieb gelingen, mitunter braucht es mehrere oder viele Anläufe, diese Zeit sollten sich Paare unbedingt geben. Die Partner können auch miteinander besprechen, wie auftretende Probleme oder Schmerzen beim neuen Anlauf in den Griff zu bekommen sind. Oftmals kann die Frau Verspannungen, wie sie es im Training gelernt hat, wegmassieren, auch ein anderer Einführungswinkel ist eventuell hilfreich.

Im zweiten Übungsschritt soll der Penis im Ganzen aufgenommen werden. Nachdem wieder die Penisspitze wie beschrieben eingeführt wurde, lässt sich die Frau, die oben sitzt, ganz langsam herunter, so dass der Penis immer tiefer eindringt. Wenn ein Punkt erreicht ist, an dem es für die Frau nicht mehr geht, sollte die Übung beendet und zu einem späteren Zeitpunkt wiederholt werden.

Sobald es gelungen ist, den Penis komplett aufzunehmen, wird diese Situation intensiv erfühlt und nachgespürt. Nach dieser Erfahrung, unabhängig davon, wie sie ausfällt, sollte die Frau das tun was ihr guttut oder was sie in diesem Moment braucht. Das kann Kuscheln und Reden mit dem Partner, ein paar Gummibärchen, ein Glas Rotwein oder eine Zigarette danach sein.

Im letzten Schritt dieser Übungsreihe geht es darum, sich mit dem eingeführten Penis zu bewegen. Der richtige Zeitpunkt dafür ist gekommen, wenn es gelungen ist, den Penis an zwei verschiedenen Tagen ohne Verkrampfung und Schmerzen einzuführen und diese Position gut halten zu können.

Wenn der Penis erneut ganz eingeführt ist und keine Beschwerden auftreten, beginnt die Frau sich langsam und in ihrem Rhythmus zu bewegen. Falls eine Verkrampfung auftritt, hilft das Pulsieren dabei, wieder zu entkrampfen. Zuerst bewegt sich die Frau, dann der Mann und schließlich beide zusammen, bis ein gemeinsamer Rhythmus gefunden ist. Die Bewegung sollte ebenfalls mehrmals in der Woche geübt werden, um die dabei auftretenden Gefühle zu verarbeiten und sich daran zu gewöhnen.

So kann mit der Zeit (wieder) ein lusterfülltes Liebesleben entstehen, bei dem sich die Frau hingeben kann, ohne dass sich die Vagina dem lustvollen Ereignis verschließt.

Was unterstützt den Therapieerfolg?

Ob Vaginismus und Co. erfolgreich behandelt werden können, hängt von mehreren Faktoren ab wie insbesondere:

- Je individueller das Behandlungskonzept, umso größer ist der Behandlungserfolg.
- Vertrauensvolle Einbindung des Partners
- Geduld und Durchhaltevermögen
- Regelmäßiges Üben mit den Dilatoren
- Behandlung von psychischen Problemen (z. B. Depressionen, Angststörungen), wenn diese vorliegen.
- Der Therapeut sollte über Erfahrungen bei der Behandlung von Vaginismus und Co. verfügen.
- Vertrauen und Sympathie zwischen Arzt und Patientin sind eine wichtige Grundlage. Besteht hingegen eine Abneigung, ist es schwierig, an einem Strang zu ziehen und einen Behandlungserfolg zu erreichen.

Häufige Fragen

Wie viele Frauen sind betroffen?

Das Thema Vaginismus und Co. ist mit Scham und Verlegenheit verbunden, was es schwierig macht, belastbare Zahlen über die betroffenen Frauen zu erstellen. Zudem führen Ärzte in der Regel keine Statistik über die Anzahl von Patientinnen, die aufgrund von Penetrationsproblemen ihre Praxis aufsuchen. Auch die Situation, dass viele Frauen eine falsche Diagnose erhalten und nicht gezählt werden, macht das Sammeln von zuverlässigen Zahlen nicht einfacher. Unabhängig von der hohen Dunkelziffer gehen Schätzungen davon aus, dass 2 von 1.000 Frauen unter Vaginismus leiden, allerdings kann die Zahl aufgrund oben genannter Faktoren auch höher sein.

Ist Vaginismus altersabhängig?

Vaginismus betrifft Frauen in allen Lebensabschnitten und unabhängig davon, ob in der Vergangenheit sexuelle Aktivitäten möglich waren.

Wann sollte ich einen Gynäkologen aufsuchen?

Wenn Blutungen oder ungewöhnlicher Ausfluss auftreten, ist dies immer ein Grund, einen Gynäkologen aufzusuchen.

Auch wenn nach einigen Wochen Selbstbehandlung mit rezeptfreien Präparaten gegen die Scheidentrockenheit keine Verbesserung erreicht wird, ist ein Besuch beim Gynäkologen zu empfehlen. Sprechen Sie Ihren Gynäkologen gegebenenfalls aktiv auf eine mögliche vaginale Atrophie an.

Braucht man unbedingt einen Therapeuten?

Grundsätzlich kann Vaginismus ohne einen Arzt, Psychologen oder Sexualtherapeuten erfolgreich behandelt werden. In bestimmten Fällen empfiehlt es sich aber dennoch, einen auf diesem Gebiet erfahrenen Therapeuten zu konsultieren. Dies ist dann der Fall, wenn man sich ein Vaginismus-Selbsthilfeprogramm nicht in Eigenregie zutraut, es psychische Zusammenhänge gibt, Probleme in der Partnerschaft vorliegen oder bestimmte medizinische Indikationen es erforderlich machen wie beispielsweise bei Hormonstörungen.

Steht Vaginismus in Verbindung mit anderen Erkrankungen?

Vaginismus kann sich als ein komplexes Krankheitsbild zeigen und mit anderen Erkrankungen koexistieren, insbesondere sind hier Schmerzen im Beckenbereich zu nennen. Wenn dies der Fall ist, müssen beide Probleme behandelt werden, denn ohne die Therapie der anderen Erkrankung ist es kaum möglich, den Vaginismus zu beheben, weil durch die zugrundeliegende Erkrankung weiterhin Schmerzen ausgelöst werden.

Gibt es unterschiedliche Ausprägungen der Symptome?

Das Ausmaß des Vaginismus variiert von Frau zu Frau und zeigt sich durch unterschiedliche Intensitätsgrade und Symptome, die in Abhängigkeit von der auslösenden Ursache und möglichen Komplikationen stehen.

Bei einer leichten Variante kommt es zu einem Engegefühl der Vagina, welches mit geringfügigen Beschwerden einhergeht. Bei stark ausgeprägtem Vaginismus tritt ein völliger Verschluss der Vagina auf, was eine Penetration unmöglich macht. Unabhängig von der Intensität des Vaginismus ist die Behandlungsmethode fast immer die gleiche.

Was ist der Unterschied zwischen Vaginismus und Vulvodynie?

Beim Vaginismus verhindert die Kontraktion der Vaginalmuskeln eine Penetration, während bei der Vulvodynie die Schmerzen an der Vulva oder am Scheideneingang auftreten.

Ist meine Vagina einfach zu klein?

Wenn Penetrationsschwierigkeiten erstmals auftreten, das Einführen von Tampons oder eine gynäkologische Untersuchung unmöglich sind, fragen sich viele betroffene Frauen, ob ihre Vagina zu klein ist. Bei Frauen, die längere Zeit keinen Geschlechtsverkehr hatten, stellt sich die Frage, ob sich ihre Vagina aufgrund fehlender Praxis verkleinert hat.

In den meisten Fällen liegen die Probleme nicht an einer kleinen oder abnormalen Vagina, sondern an einer unwillkürlichen Verengung der Vaginalmuskulatur. Eine zu kurze, zu kleine oder unelastische Vagina, bei der ein anatomisches Problem vorliegt, kommt nur bei einer kleinen Gruppe von Frauen vor. Zur Vergrößerung der Vagina werden meistens Trainingsprogramme mit Dilatoren empfohlen.

Ist das Jungfernhäutchen das Problem?

Die meisten Frauen, die glauben, dass ihr Jungfernhäutchen das Penetrationsproblem verursacht, haben in Wirklichkeit Vaginismus. Nur sehr selten haben Frauen ein ungewöhnlich dickes Jungfernhäutchen, durch das es zu Penetrationsschwierigkeiten kommt. Die hiermit einhergehenden Symptome sind denen von Vaginismus sehr ähnlich.

Frauen, bei denen der Verdacht naheliegt, es könnte ein Problem mit dem Jungfernhäutchen vorliegen, sollten dies durch eine gynäkologische Untersuchung abklären lassen.

Ist Vaginismus immer psychisch bedingt?

Häufig wird Vaginismus als eine psychisch bedingte Erkrankung beschrieben, bei der psychische Ursachen physische Auswirkungen auslösen. Das trifft auf Frauen mit negativen Erfahrungen zu wie etwa eine schmerzhafte gynäkologische Untersuchung, eine traumatisierende Geburt oder Vergewaltigung. Bei vielen anderen Frauen jedoch spielen verschiedene körperliche und emotionale Faktoren eine Rolle.

Um ein individuell passendes Behandlungskonzept erstellen zu können, ist es unverzichtbar, dass immer beide Bereiche abgeklärt werden.

Unabhängig von der Ursache des Vaginismus ist die Muskelreaktion immer auf eine Reaktion des Limbischen Systems zurückzuführen.

Verschwindet Vaginismus von allein?

Auch wenn der Wunsch nachvollziehbar ist, so ist es nicht möglich, dass sich eine Frau den Vaginismus einfach wegwünschen kann, denn es handelt sich um einen selbst aufrechterhaltenden Zustand. In der Regel setzt sich der Schmerzzyklus, der durch Vaginismus ausgelöst wird, auf unbestimmte Zeit fort und nicht selten kommt es zu einer weiteren Verschlimmerung. Am Ende finden sich dann einige Frauen mit einem Leben ohne Sex ab, weil sie fälschlicherweise glauben, dass ihnen niemand helfen kann.

Um den Kreislauf der Schmerzen zu durchbrechen, ist in der Regel eine entsprechende Behandlung erforderlich, bei der die Frau lernt, die Auslöser für die enge Vaginalöffnung zu kontrollieren und außer Kraft zu setzen.

Können die Probleme nach Beseitigung der physischen Ursache weiterbestehen?

Bei einigen Frauen sind organische Ursachen wie beispielsweise Zysten oder Verwachsungen verantwortlich für den Vaginismus. Werden diese beseitigt, kann es trotzdem weiterhin zu Schmerzen kommen, denn die Gedankenkombination „Schmerzen und Sex" kann sich mit der Zeit verselbständigen, sodass letztendlich die auftreten-den Schmerzen dann doch eine psychische Ursache haben.

Wie sind die Erfolgsaussichten bei Vaginismus?

Vaginismus ist eine der am erfolgreichsten behandelbaren Sexualstörungen von Frauen. Die Behandlung von Vaginismus hat eine hohe Erfolgsrate und führt bei den meisten Frauen zu einer vollständigen Genesung, sodass schmerzfreier Geschlechtsverkehr möglich wird. Der Selbsthilfe-Ansatz bildet hierfür die wichtigste Grundlage. Misserfolge gibt es in der Regel dann, wenn die Behandlung nicht zu Ende geführt wird.

Kann der Penis einklemmen?

In Boulevard-Blättern ist häufig zu lesen, dass der Penis aufgrund eines Scheidenkrampfes eingeklemmt werden kann. Bei Frauen mit starkem Vaginismus ist das Einführen eines Penis allerdings gar nicht möglich, insofern gehört diese Annahme wohl eher zur Kategorie Ammenmärchen.

Hilft ein ausgedehntes Vorspiel?

Für die meisten Frauen ist das Vorspiel eine unverzichtbare Einstimmung auf den Geschlechtsverkehr, wobei der Erregungszyklus viel länger als bei Männern ist. Das hat nicht nur emotionale Gründe, sondern auch rein physische, denn das Vorspiel ist für die Feuchtigkeitsproduktion der Vagina unverzichtbar. Ein ausgedehntes Vorspiel mit Küssen und Streicheln setzt außerdem Hormone frei, was zu mehr Entspannung führt. Küssen wirkt sich zudem auf den Beckenboden aus, denn durch Küssen löst sich der Kiefer, wodurch es zur Entspannung des Beckenbodens kommt.
Einige Männer empfinden das Vorspiel als eine lästige Pflichtübung, denn sie sind einfach schneller bei der Sache.

Warum ist regelmäßiger Geschlechtsverkehr wichtig?

Die Feuchtigkeit der Vaginaschleimhaut wird nachhaltig umso besser, je regelmäßiger Geschlechtsverkehr stattfindet, denn dieser trägt dazu bei, die Drüsen zu stimulieren, die für die Feuchtigkeit der Schleimhaut sorgen.
Zudem ist regelmäßiger Geschlechtsverkehr eine effektive Prophylaxe gegen vaginale Atrophie.

Warum ist es so wichtig, dass eine Therapie erfolgreich ist?

Jede erfolglose Therapie mindert die Hoffnung auf Besserung und beschädigt das Selbstvertrauen der Frau, was wiederum den Behandlungserfolg erschwert.

Muss man bei Vaginismus verhüten?

Auch wenn Geschlechtsverkehr bei Vaginismus häufig nicht möglich ist, sollten sich betroffene Frauen trotzdem um Verhütung kümmern. Sperma kann an den Scheideneingang und von dort aus in die Vagina gelangen. Schon so manche ungewollte Schwangerschaft ist genau hierdurch zustande gekommen.

Ich hatte früher Geschlechtsverkehr, kann ich trotzdem Vaginismus haben?

Vaginismus kann auch im späteren Leben nach Jahren des schmerzfreien Geschlechtsverkehrs auftreten. Diese Form wird als sekundärer Vaginismus bezeichnet und ist auf unterschiedliche Ursachen zurückzuführen wie etwa eine Unterleibsoperation, Geburt, traumatische emotionale Situationen wie Untreue des Partners oder hormonelle Veränderungen, besonders in den Wechseljahren. Die Symptome sind unterschiedlich und äußern sich durch intensives Brennen bei der Penetration bis hin zur Unfähigkeit zum Geschlechtsverkehr.

Kann ich wegen Vaginismus keinen Orgasmus bekommen?

Eine Penetration ist nicht notwendig, um einen Orgasmus zu erreichen, aber trotzdem kann Vaginismus bei einigen Frauen den Orgasmus behindern. Sobald der Versuch des Geschlechtsverkehrs als unangenehm oder schmerzhaft empfunden wird, kann der Erregungsprozess unterbrochen werden. Die angespannten Muskeln können den Erregungsprozess abrupt beenden und den Scheidenkrampf auslösen, wenn der Körper auf die Stimulation reagiert. Zudem können emotionale Probleme die Fähigkeit der Frau beeinflussen, sich zu entspannen und den Erregungszustand fortzusetzen, um einen Orgasmus aufzubauen.

Sollte man trotz Schmerzen Geschlechtsverkehr zulassen?

Schmerzen auszuhalten und den Geschlechtsverkehr über sich ergehen zu lassen, ist keine gute Idee und kann die Situation verschlimmern. Durch Schmerzen erhöht sich die Muskelanspannung, und die Angst vor weiteren Schmerzen nimmt zu – der Teufelskreis beginnt genau hier.

Wie lange dauert die Vaginismus-Behandlung?

Bei den meisten Frauen kann Vaginismus innerhalb eines angemessenen Zeitrahmens vollständig überwunden werden, oftmals sogar innerhalb eines Monats. Bei intensiver Bemühung und durch professionelle Begleitung kann die Behandlung auch innerhalb von zwei Wochen erfolgreich verlaufen.

Es gibt sogar Therapieansätze, die einen Behandlungserfolg innerhalb von 3 Tagen versprechen, aber solche Ankündigungen sollte man mit Vorsicht genießen. Jede Frau ist anders, und Vaginismus ist äußerst individuell. Wer sich auf ein derart kurzes Zeitfenster fokussiert, läuft Gefahr, frustriert zu werden.

Kann es einen Rückfall geben?

Wenn Vaginismus erfolgreich behandelt wurde, hält dies in der Regel für immer an, weil die erlernten Fähigkeiten ein erneutes Auftreten verhindern. Sollten dennoch wieder Vaginismus-Symptome auftreten, lassen sich diese meistens durch die Anwendung der bereits erlernten Fähigkeiten beseitigen.

Für Frauen mit hormonell bedingtem Vaginismus, der mit Scheidentrockenheit einhergeht, ist es wichtig, dies regelmäßig vom behandelnden Arzt überprüfen zu lassen. Wenn Laserbehandlungen zum Einsatz kommen, wird häufig eine jährliche Nachbehandlung empfohlen.

Können Lesben Vaginismus haben?

Jede Frau mit einer Vagina kann von Vaginismus betroffen sein, also lesbische, heterosexuelle, bisexuelle, asexuelle und transsexuelle Frauen.

Üblicherweise wird Vaginismus bei Frauen schneller bemerkt, wenn eine Penetration versucht wird, aber nicht möglich ist. Hierdurch werden die meisten Frauen darauf aufmerksam, dass etwas nicht stimmt. Andere Frauen werden hingegen meistens auf ihren Vaginismus aufmerksam, wenn eine gynäkologische Untersuchung erfolgen soll, aber es nicht möglich ist, das Spekulum (auch Scheidenspiegel genannt) einzuführen.

Sind lokal betäubende Salben zu empfehlen?

Um den Schmerz der Vagina zu übertünchen, bestehen einige Therapieempfehlungen in der Verabreichung von lokal betäubenden Salben, die unmittelbar vorm Geschlechtsverkehr zum Einsatz kommen. Hier ist zu bedenken, dass derartige Salben Wirkstoffe enthalten können, die zwar kurzfristig helfen, aber die letztendlich die Funktionsstörung der Vagina zusätzlich verschlimmern können.

Kann Magnesium helfen?

Im Internet kursieren viele Ratschläge zur Behandlung von Vaginismus, einer davon besteht in der Empfehlung von Magnesium. Dieser Ratschlag ist nicht abwegig, wenn man bedenkt, dass Magnesiummangel zu Muskelkrämpfen führt. Zwar kommt es beim Vaginismus auch zu Krämpfen, allerdings ist zu bedenken, dass hier anderweitige Ursachen zugrunde liegen wie etwa hormonelle Veränderungen oder negative Erlebnisse in der Vergangenheit.

Wird sich Sex jemals wieder gut anfühlen?

Es ist schwer, sich Sex als angenehm vorzustellen, wenn dieser mit Schmerzen, Enge, Brennen, Angst oder einer unmöglichen Penetration verbunden ist.

Die Erfolgsaussichten, Vaginismus zu besiegen, sind allerdings sehr gut, und daher ist schmerzfreier und angenehmer Geschlechtsverkehr für die meisten Frauen nach einer erfolgreichen Behandlung möglich. Üblicherweise gibt es eine Übergangsphase, in der Geschlechtsverkehr ohne Schmerzen ein Erfolgserlebnis ist, bevor Sex dann in eine Phase mit Vergnügen übergeht.

Was hilft am besten gegen Muskelspannung?

Eine zu hohe Muskelspannung beim Sex lässt sich am besten durch Bewegung lindern, denn hierdurch kommt es zum Wechselspiel aus Anspannung und Entspannung.

Wie oft sollte nach der Behandlung Sex erfolgen?

Nach der Vaginismus-Behandlung sollte regelmäßig Geschlechtsverkehr praktiziert werden. Dies ist wichtig, damit Körper und Geist der Frau die neu verfestigten Muskelerinnerungen verinnerlichen können.
Regelmäßiger Sex trägt auch dazu bei, die Feinabstimmung des sexuellen Erlebens zu verbessern und die Lust zu steigern.

Sollte ich während der Vaginismus-Behandlung auf Geschlechtsverkehr verzichten?

Wenn Geschlechtsverkehr zu früh versucht wird und dieser misslingt, kann dies zu negativen Reaktionen des Limbischen Systems führen, diese verfestigen und Schmerzen auslösen. Zudem kann es zu verstärkten Ängsten, Enttäuschung und anderen Rückschlägen kommen.

Es wird daher empfohlen, in der ersten Zeit der Vaginismus-Behandlung keinen Geschlechtsverkehr auszuüben. Dies kann eine Herausforderung für beide Beteiligte sein, aber es zeigt sich häufig, dass in dieser Zeit sogar eine größere Intimität aufgebaut werden kann und sich neue Wege auftun, das Liebesleben zu genießen.

Wie wirkt sich Vaginismus auf die Partnerschaft aus?

Obwohl Vaginismus in erster Linie die Frauen betrifft, hat er auch auf deren Partner ein breites Spektrum an Auswirkungen.

Je länger der Vaginismus unbehandelt bleibt und sich über Monate oder Jahre hinweg zeigt, steigt die Frustration auf beiden Seiten und kann die Beziehung auf eine harte Belastungsprobe stellen.

Männer fühlen sich oft hilflos und der Situation ausgeliefert. Hier ist viel Verständnis erforderlich, und es gilt zu bedenken, dass Vaginismus nicht etwas ist, was die Frau absichtlich verursacht und zur Vermeidung von Sex nutzt. Gelingt es, die Behandlung von Vaginismus gemeinsam anzugehen und eine Beseitigung zu erreichen, kann die gemeinsame Überwindung des Vaginismus die Paarbeziehung vertiefen und stärken.

Kann man Vaginismus vorbeugen?

Der Einfluss und damit die Vorbeugemöglichkeiten auf den akut auftretenden Scheidenkrampf sind begrenzt, da meistens auslösende Ereignisse oder organische Ursachen wie etwa eine Infektion oder Endometriose zugrunde liegen.

Bei Vorbeugemaßnahmen geht es hauptsächlich darum, einem chronischen Verlauf des Vaginismus vorzubeugen. Hier besteht die beste Maßnahme darin, mit dem Partner über das vorliegende Problem zu sprechen und Achtsamkeit mit der Vagina einzufordern.

Kann auch ein stark ausgeprägter Vaginismus erfolgreich behandelt werden?

Frauen mit stark ausgeprägtem Vaginismus beklagen häufig, dass sie sich „unten" nicht mal ansehen können und ihnen allein schon der Gedanke an eine Penetration Angst macht. Sie können auch nicht mal kleinste Dinge wie etwa einen Minitampon einführen.

Es ist nicht unmöglich, derart ausgeprägten Vaginismus zu therapieren. Der Behandlungserfolg hängt nicht vom Schweregrad des Vaginismus ab, sondern vom regelmäßigen Training.

Im Allgemeinen werden Ängste durch Wissen und einen aktiven Umgang mit dem eigenen Körper überwunden. Eine unzureichende Sexualerziehung, mangelndes Körperbewusstsein, schmerzhafte Erfahrungen in der Vergangenheit und einige andere Umstände können derartige Ängste auslösen, insofern ist es wichtig, diese Aspekte in das Behandlungskonzept einzubeziehen.

Wodurch verändert sich die Vagina?

Nach der Menopause wird die Vagina trockener, enger, kürzer und weniger elastisch. Frauen mit einer Chemotherapie oder einer Entfernung der Eierstöcke erleben diesen Zeitpunkt bereits vor dem Eintritt der Wechseljahre.

Ich bin Single - kann man Vaginismus trotzdem behandeln?

Einige Frauen, die sich nicht in einer Beziehung befinden, sehen keinen Sinn in einer Behandlung. Andere hingegen möchten ihren Vaginismus beseitigen und fragen sich, ob das als Single überhaupt möglich ist. Grundsätzlich ist das machbar, denn die meisten Übungen sind sowieso für die alleinige Anwendung konzipiert. Als vollständig überwunden gilt der Vaginismus allerdings erst in dem Moment, wenn tatsächlich schmerzfreier Geschlechtsverkehr möglich ist.

Ist es irgendwann zu spät für eine Behandlung?

Ob Vaginismus erfolgreich behandelt werden kann, ist nicht davon abhängig, wie lange die Erkrankung bereits besteht. Auch nach einem langen Zeitraum sind die Chancen auf Behandlungserfolg sehr gut.

Im Allgemeinen ist der Behandlungsprozess bei Frauen derselbe – egal ob eine kurze oder lange Krankheitsdauer vorliegt. Für viele Frauen mit jahrelangem Vaginismus ist es oft eine tolle Überraschung, wie schnell sich ein Behandlungserfolg einstellt.

Erfahrungsberichte

Lena M. – Dilator-Training bei primärem Vaginismus

Ich bin 32 Jahre alt und habe primären Vaginismus. Alles fing an, als ich 13 Jahre alt war und ich, wie meine Freundinnen, Tampons benutzen wollte. Doch es ging nicht rein, meine Vagina war wie versperrt.

Anfangs hatte ich noch Hoffnung und versuchte es immer wieder. Es war frustrierend, es klappte nicht, so sehr ich mich auch bemühte. Zwischendurch dachte ich, dass ich mir das Ganze nur einbilden würde. Vielleicht brauchte ich einfach mehr Übung. Ich ließ nicht locker, versuchte alles – behutsam und zwischendurch auch mit reichlich Druck. Es war dann so schmerzhaft, dass mir schlecht wurde und ich Angst bekam, ohnmächtig zu werden. Schlimm waren auch diese ständigen Ausreden, die ich mir einfallen lassen musste. Denn, während meine Freundinnen schwimmen gehen konnten, lag ich angeblich mit Fieber im Bett, das klang unverfänglicher.

Mit 19 Jahren war mein erster Besuch bei einem Gynäkologen. Ich hatte Lampenfieber und war so aufgeregt, dass die vorgesehene Untersuchung nicht möglich war, denn der Arzt konnte nichts in die Vagina einführen. Frustriert und ratlos verließ ich die Praxis, denn den einzigen Tipp, den er mir gab, war dass ich wiederkommen solle, sobald ich irgendwo Hilfe bekommen hätte. Das war alles – er gab mir keine Adresse, wohin ich mich wenden könnte mit meinem Problem. Und ich hatte niemanden, dem ich mich anvertrauen konnte.
Es vergingen etliche Monate, bis ich mich aufraffen konnte, um weiterzumachen. Zufällig führte mich mein Weg dann zu einer Gynäkologin, denn ich dachte, dass mich eine Frau vielleicht besser verstehen würde.
Doch was soll ich sagen – auch sie nahm meine Schmerzen nicht ernst, brach die Untersuchung nach 5 Minuten ab und meinte, dass ich einfach nur Angst hätte und sie mir nicht helfen könne.

Ich war total frustriert, denn ich fühlte mich alleingelassen und hilflos. Zwar bin ich in einem liebevollen Elternhaus großgeworden, und meine Eltern wollten immer nur das Beste für mich, aber über intime Angelegenheiten wurde nicht gesprochen. Ich wusste mir keinen Rat und fand mich irgendwann damit ab, dass ich offensichtlich etwas anders war als andere junge Frauen.

Kurz nach meinem 25. Geburtstag lernte ich Julian kennen. Ein toller Typ dachte ich sofort, als ich ihn zum ersten Mal sah. Ja, ich war Feuer und Flamme und wollte alles tun, um ihn glücklich zu machen. Nach 3 Monaten kamen wir uns näher, es war für mich eine neue Erfahrung, für Julian nicht, denn er war 10 Jahre älter als ich. Wir versuchten einige Male, Sex zu haben, aber es war alles nur frustrierend. Julian wurde immer ungeduldiger, und im Alltag zeigte er dann seine aggressive Seite. Meine Angst und Unsicherheit wurden größer, und ich sah keine Zukunft mehr für Julian und mich.

Ich war also wieder Single, aber mir war klar, dass ich so nicht weiterleben wollte. Es musste sich irgendetwas ändern, zumal ich irgendwann gerne Kinder haben wollte. Aber wie konnte es weitergehen? Google fragen, dachte ich schließlich und begann, nächtelang im Internet zu recherchieren. Was ich dort fand, war sehr aufschlussreich, besonders auf den englischsprachigen Webseiten.

Erstmals fand ich Erklärungen für das, was mit mir passierte und war beruhigt zu sehen, dass ich nicht die Einzige im Universum bin mit diesem Problem. In einem Forum fand ich ebenso betroffene Frauen, alle in einer ähnlichen Situation wie ich und viele von ihnen waren auch ähnlich verzweifelt. Aber ich las auch einige positive Erfolgsgeschichten, die mir Mut machten und zeigten, dass es Lösungen gibt.

Als ich im Forum Kontakt zu Meta bekam, änderte sich so viel für mich. Sie war schon viel weiter als ich und konnte mir unglaubliche Tipps geben. Besonders hilfreich war ihre Empfehlung für eine Gynäkologin in Süddeutschland. Ich war erst nicht begeistert, weil die Anfahrt für mich so weit war, aber es war die Sache wert. Von Anfang an fühlte ich mich gut aufgehoben bei dieser Ärztin. Sie erklärte mir alles sehr ruhig und anschaulich und empfahl mir Dilatoren zum Üben.

Mit den Dilatoren fühlte ich mich anfangs überfordert, und es war frustrierend zu sehen, dass nicht mal der kleinste davon in meine Vagina passte. Mit viel Gleitgel, Geduld und vor allen Dingen Meta`s Tipps geht es seit einigen Wochen in kleinen Schritten vorwärts. An manchen Tagen klappt es nicht so gut, dann muss ich wieder mit einem kleineren Dilator üben, aber insgesamt kann ich sagen, dass ich gute Fortschritte mache. Noch bin ich nicht am Ziel, ich bin jetzt bei dem mittleren Dilator, aber ich bin zuversichtlich, dass es noch besser wird.

Angela B. – ein langer Leidensweg

Bis zu meinem 35. Lebensjahr wusste ich nicht, dass ich unter Vaginismus leide. Ich ahnte zwar, dass es nicht normal war, keine Tampons einführen zu können, weil es dafür offensichtlich keinen Platz in meiner Vagina gab. Instinktiv wusste ich, dass etwas mit meinem Körper nicht stimmte.

Mit 17 wollte ich dann auch mal ausprobieren, wovon meine Freundinnen so gerne prahlten, denn ich fühlte mich immer mehr von dieser Erfahrung ausgeschlossen. Ich versuchte es mit Tom, der nicht hübsch, aber willig war. Unnötig zu sagen, dass mein erstes Mal alles andere als toll war. Aber eigentlich ist es das ja selten, oder?
Ich traf mich noch ein paarmal mit Tom, er war immer schnell bei der Sache, aber meine Vagina war hart wie die Berliner Mauer. All das, was ich von Freundinnen erfuhr, wie die Dinge eigentlich funktionierten, traf auf mich nicht zu.

Mein Körper gehorchte mir nicht, ich empfand ihn immer mehr als meinen Feind. Vor lauter Scham wusste ich nicht, mit wem ich darüber reden konnte. Das Ende vom Lied war, dass ich es jahrelang verdrängte und Situationen vermied, die mir Probleme hätten bereiten können. In all den Jahren habe ich keine Intimitäten mehr mit irgendjemandem zugelassen, keine Küsse, keine Berührungen, rein gar nichts.

Ich redete mir ein, dass das normal wäre – gefühllos, eng und verschlossen zu sein und versagt zu haben. Es war immer irgendwie da - die ganze Zeit. Es fühlte sich an, als wäre es in jeder Zelle meines Körpers präsent. Und im Laufe der Zeit belastete es mich immer mehr.

Als ich nach vielen Jahren endlich herausfand, was mit mir los war, fühlte ich mich wie ein neuer Mensch. Ich war erleichtert und befreit, aber zugleich auch traurig und wütend. So viele wertvolle Jahre hatte ich durch den Vaginismus verloren. Die Lebenszeit als junges Mädchen ist so intensiv, entscheidende Weichen für die Zukunft werden gelegt. Mein Körper hatte mich im Stich gelassen, in einer Lebensphase, in der man hinaus in die Welt geht, neue Erfahrungen machen will, begehrenswert und sexy sein will, sich auf Abenteuer einlässt und das Interesse an Jungs geweckt wird.

Als immer mehr Freundinnen Familien gründeten, wurde ich zunehmend zum Außenseiter. Ich galt als die taffe Karrierefrau, der der Job wichtiger als Kinder war. Mein Freundeskreis veränderte sich, ich passte nicht in die Welt der stillenden Mütter und Krabbelgruppen, die sich über schlaflose Nächte und Babyblähungen unterhielten. Dass ich lieber auch so ein Leben geführt hätte, ahnte niemand.
Der 70. Geburtstag meiner Mutter war für mich eine Vollkatastrophe. Meine 3 Schwestern und 8 Cousinen und Cousins schlugen samt Anhang auf. Vor lauter Babygeschrei waren keine normalen Unterhaltungen möglich, und an mir schien keiner mehr Interesse zu haben. Wie gerne hätte ich dazugehört und konnte es nicht – zu eng, zu verschlossen........an Kinderkriegen war für mich überhaupt nicht zu denken.

Die folgenden Monate wurden für mich zu einem Alptraum. Es war, als hätte ich meinen Kompass verloren, ich fühlte mich orientierungslos. Jahrelang hatte ich mein Problem verdrängt, und niemand ahnte auch nur im Geringsten, was mich tief in meinem Inneren belastete. Meine biologische Uhr tickte, schlimmer noch – sie wurde immer lauter.

Mir wurde klar, dass es so nicht weitergehen konnte! Ich musste die Sache in Ordnung bringen, denn zunehmend empfand ich die Situation emotional als große Qual. Dazu gehörte es, mutig zu sein und mit jemandem über Dinge zu sprechen, die ich zuvor noch nie jemandem erzählt hatte. Eine große Hilfe war für mich ein anonymes Forum im Internet, hier fühlte ich mich geschützt und nicht allein. Es war eine so große Erleichterung für mich, zu erkennen, dass es sehr viele Frauen mit diesem Problem gibt. Das gab mir Stärke und machte mich selbstsicherer. Endlich konnte ich aufhören, mich zu schämen, ich fühlte mich nicht mehr als minderwertige Frau und wertlos in Bezug auf Sexualität.

Ich lernte, dass ich zuerst auf meinen Körper hören soll. Zudem erfuhr ich neue Dinge über meine Anatomie, die mir bis dahin nicht bekannt gewesen waren und in meiner schulischen Sexualerziehung keine Rolle gespielt hatten. Mehrere Forumsmitglieder gaben mir den Rat, meinen Fokus auf Entspannung zu legen, denn dies sei ein zentraler Schlüssel zum Erfolg.

Anfangs tat ich mich schwer mit diesen Dingen, es machte mich nervös, wenn ich zur Ruhe kommen sollte. Autogenes Training hielt ich maximal 10 Minuten durch, dann brach ich es ab. Mit der Zeit wurde es besser, ich probierte auch noch andere Entspannungsmethoden aus und lernte, welche mir halfen und welche nicht.

Am besten gefällt mir Yin Yoga, meine verspannten Muskeln zu entspannen. Diese Yoga-Art ist passiver als andere und wird größtenteils im Liegen und Sitzen ausgeübt.

Anna R. – eine OP war die Rettung bei Vulvodynie

Ich bin 21 Jahre alt und heiße Anna. Meine Probleme begannen, als ich mit 15 Jahren die Antibabypille verschrieben bekam, weil ich so starke Menstruationsschmerzen hatte und jedes Mal 2 Tage lang außer Gefecht war. Zwar wurde es mit den Schmerzen besser, aber stattdessen bekam ich andere Probleme wie Hefepilzinfektionen und bakterielle Infektionen. Es juckte und brannte in meinem Intimbereich, was sehr lästig war.

Als das nicht in den Griff zu bekommen war, untersuchte mich meine Gynäkologin nach einigen Monaten nochmal und sagte anschließend, ich hätte Vulvodynie. Sie meinte, dass es dafür keine Therapie gäbe und es nicht heilbar wäre. Ich hatte das Wort noch nie gehört und konnte mir auch nichts darunter vorstellen. Zuhause angekommen, riet mir meine Mutter, eine zweite Meinung einzuholen, und wir fuhren kurze Zeit später in die gynäkologische Ambulanz eines bekannten Krankenhauses.

Dort erwartete mich die nächste Hiobsbotschaft, denn nach der Untersuchung meinte der Arzt, ich hätte eine Geschlechtskrankheit. Das war sowas von lächerlich, denn woher sollte die kommen? Ich war zu dem Zeitpunkt 16 Jahre alt und hatte noch nie einen Freund gehabt. Meine Mutter war außer sich und stellte den Arzt zur Rede. Allerdings war das zwecklos, denn alles, was sie sagte, prallte an ihm ab. Klar, dass wir dieses Krankenhaus nie wieder aufsuchten.

Kurze Zeit später konsultierten wir den Gynäkologen von Mamas`s Freundin, die wir inzwischen in unsere Sorgen eingebunden hatten. Mir war das anfangs gar nicht recht, aber seit dem Vorfall in dem Krankenhaus wollte Mama endlich Klarheit bekommen. Doch auch dieser Arztbesuch entpuppte sich schon kurz darauf als unnötig bzw. noch schlimmer, denn die Cortison-Creme, die er mir verordnete, machte alles nur noch schlimmer.

Es folgten weitere Besuche bei anderen Gynäkologen, aber alles, was diese vorschlugen, machte meine Situation nicht besser. Nach fast 5 Jahren ohne Fortschritte stieß ich zufällig auf einen Arzt, der chirurgisch arbeitet und eine Vestibulektomie durchführt. Alles, was ich auf seiner Webseite las, klang vielversprechend, aber machte mir gleichzeitig auch Angst. Mein Leidensdruck war zu diesem Zeitpunkt allerdings schon so groß, dass ich zu Methoden bereit war, die ich mir vor einigen Jahren niemals hätte vorstellen können. Ich recherchierte im Internet und fand viele Erfahrungsberichte, die mir Mut machten.

Es dauerte eine Weile, bis ich einen Arzt fand, der mich überzeugte. Und ja, natürlich hatte ich Angst, die Vorstellung, dass eine Operation in meinem Intimbereich erfolgen sollte, machte mich sehr nervös. Ich besprach das alles mit meiner Mutter, die inzwischen meine engste Vertraute zu diesem Thema war. Sie litt mit mir und wollte mir einfach nur helfen. Trotz aller Skepsis vereinbarten wir einen Termin mit Dr. S. und ab diesem Zeitpunkt begann sich mein Leben ein Stück weit zu verbessern.

Dr. S. war kein Mensch vieler Worte, aber er machte mir die Entscheidung sehr leicht, obwohl er mir eindringlich zu bedenken gab, dass der Eingriff nicht ohne Risiken sei. Und er hinterfragte, inwieweit ich andere Behandlungsoptionen bereits ausgeschöpft hätte, denn eine OP sei nur als letzter Ausweg zu sehen, wenn zuvor alle anderen Möglichkeiten erfolglos verlaufen waren.

Schon wenige Wochen danach stand der OP-Termin an – alles lief perfekt, ich erholte mich überraschend schnell und war von einem Großteil der Schmerzen befreit. Es ist schade, dass ich von dieser Möglichkeit erst nach so langer Zeit erfahren habe, es hätte mir viel Leid erspart, wenn ich früher davon gewusst hätte.

Susanne P. – alles fing mit den Wechseljahren an

Dass ich jemals ein Problem namens Vaginismus haben würde, hätte ich mir in den kühnsten Träumen nicht vorgestellt. Ich bin in einer toleranten Familie aufgewachsen, wo mit dem Thema Sexualität sehr offen umgegangen wurde. So wurde ich schon früher aufgeklärt als meine Freundinnen und war in unserer Klasse eine der ersten, die über das erste Mal berichten konnte.

Ich heiratete mit 25 Jahren, bekam 2 Kinder und Sexualität war ein wichtiger Bestandteil in der Beziehung zu meinem Mann. In den ersten Jahren waren wir äußerst glücklich, aber mit der Zeit entwickelten wir uns in verschiedene Richtungen, sodass wir uns nach 27 Jahren scheiden ließen.

Sexuell war da schon lange nichts mehr passiert, was sicher auch mit meinen Wechseljahren zu tun hatte. Neben massiven Schlafstörungen litt ich unter Stimmungsschwankungen, Gewichtszunahme und lästigen Hitzewallungen. Ich konnte mich an vielen Tagen selbst nicht leiden, besonders die äußerlichen Veränderungen machten mir zu schaffen, denn ich nahm in kurzer Zeit 15 Kilogramm zu. Wie sollte ich auf andere Menschen attraktiv wirken, wenn ich mich selbst nicht mochte? Und als mein Mann die Trennung wollte, kamen nochmal 10 Kilos hinzu, denn ich versuchte, mich mit Schokolade und Co. zu trösten.

Es war eine sehr schwierige Zeit für mich, besonders das Alleinsein an den Wochenenden machte mich fix und fertig. Meine Freundin Katja leistete mir viel Gesellschaft und half mir, wo sie nur konnte. Sie war es auch, die mich mit Andreas zusammenbrachte. Nein, es war keine Liebe auf den ersten Blick, auch nicht auf den zweiten. Aber je mehr wir gemeinsam unternahmen, umso mehr wuchsen wir zusammen.
Eines Tages kamen wir uns dann auch körperlich näher. Aufgrund meines Übergewichtes schämte ich mich und war sehr aufgeregt. Das war auch bei den nächsten Versuchen nicht anders, und nach ein paar Wochen war mir klar, dass mit meiner Vagina etwas nicht stimmte. Andreas ist unten herum gut gebaut, aber mit solchen Exemplaren hatte ich früher nie Probleme gehabt, warum also jetzt?

Die Vagina fühlte sich trocken an, das war sicher den Wechseljahren geschuldet. Ich besorgte mir Feuchtigkeitscreme, als die nicht half, versuchte ich es mit Gleitgel. Die Ergebnisse waren frustrierend, die Cremes klebten, verklumpten, und Andreas kam einfach nicht rein. Wir waren ratlos und gingen gemeinsam zu meiner Gynäkologin.

Sie war sehr verständnisvoll und erklärte mir, dass die Situation einfach altersbedingt sei. Aufgrund des Östrogenmangels verordnete sie mir ein Estriol-Präparat zur lokalen vaginalen Anwendung. Voller Hoffnung und Vorfreude verließen wir die Praxis, doch leider hielt diese Freude nicht lange an. Auch nach 8 Wochen zeigten sich nur minimale Verbesserungen. Es schien so, als läge es nicht allein an der Scheidentrockenheit, sondern als wäre es da unten einfach viel zu eng.
Unser Frust wurde immer größer, die Stimmung wurde gereizter und wir stritten uns immer öfter. So konnte es natürlich nicht weitergehen und schweren Herzens konsultierten wir nochmals meine Gynäkologin. Nach eingehender Untersuchung warf sie die Diagnose „Vaginale Atrophie“ in den Raum, was mich sehr beunruhigte. War meine Vagina defekt? Verwachsen, zugewachsen oder deformiert? Dann erwähnte sie noch eine Laserbehandlung, die sie aber nicht in ihrer Praxis durchführen könne und verwies mich an einen Kollegen.
Meine Gefühle schwankten zwischen Angst und Hoffnung. Denn was hatte es auf sich mit der vaginalen Atrophie? Es klang für mich bedrohlich und ich

machte mir Sorgen, dass ich mich mit dem Zustand meiner Vagina abfinden müsste.

Hinzukam, dass die Praxis dieses Gynäkologen 250 Kilometer entfernt war und keine Kassenpatienten behandelt werden. Auf seiner Webseite stand etwas von 400,- € pro Sitzung, die man selbst zahlen müsste, und voraussichtlich 5 Sitzungen nötig sein würden. Woher sollte ich das Geld nehmen? Seit meiner Scheidung musste ich sowieso jeden Euro rumdrehen und konnte mir keine Sachen außer der Reihe leisten.

Ich besprach meine Bedenken mit Andreas. Auch er ist finanziell nicht auf Rosen gebettet, aber er hatte noch einen kleinen Restbetrag von seiner Lebensversicherung übrig und wollte mich damit unterstützen. „Ist ja ein Gemeinschaftsprojekt, also leiste ich auch meinen Beitrag", beruhigte er mein schlechtes Gewissen.

Als ich dann bei dem Gynäkologen anrief, erreichte ich nur den Anrufbeantworter: „unsere Praxis bleibt die nächsten 2 Monate geschlossen". Ich war frustriert, denn abermals wurde meine Geduld auf eine harte Probe gestellt. Aber ich wusste auch keine Alternative und freute mich umso mehr, als ich 3 Monate später endlich in der Praxis aufschlug und der Gynäkologe mir von Anfang an ein gutes Gefühl gab und Verständnis zeigte.

Auf einem Blatt Papier malte er die Vagina auf und erklärte mir anschaulich, wie sich die Schleimhaut durch den Östrogenmangel der Wechseljahre verändert. Das klang alles so plausibel und er machte mir große Hoffnung, dass er das durch die Lasertherapie wieder in Ordnung bringen könne.

Allerdings wäre das ein längerer Prozess, der einige Monate andauern würde. Im Abstand von 4 – 6 Wochen bekäme ich eine weitere Behandlung, und bereits nach der zweiten würden sich leichte Verbesserungen zeigen.

Lange Rede – kurzer Sinn – mich überzeugte dieses Therapiekonzept und ich ließ mich voller Vertrauen darauf ein. Inzwischen ist 1 Jahr vergangen, und ich bin einfach nur dankbar, dass es diese Laserbehandlung gibt, denn sie hat mir ein großes Stück Lebensqualität zurückgebracht.

Hilfreiche Adressen

Selbsthilfe Vaginismus - Schmerzen beim Sex
Selbsthilfe Kontakt- und Beratungsstelle Mitte - StadtRand gGmbH
Perleberger Str. 44
10559 Berlin
Tel. 030-394 63 64
E-Mail: kontakt@stadtrand-berlin.de

Dr. med. Sybille Görlitz-Novakovic
Fachärztin für Gynäkologie und Geburtshilfe
Wilmersdorfer Straße 98/99
10629 Berlin
Tel. 030-30 10 91 93
www.sgn-berlin.de

Dr. J. H. Sievers
Frauenarzt, Sexualmedizin
Falkenried 88
20251 Hamburg
Tel. 040 4685 8700
www.sexuelle-stoerungen-der-frau.de

Stephan Moschner & Birgit Busche
Sexualtherapeuten
Eppendorfer Weg 57a
20259 Hamburg
Tel. 040-53 79 89 53
www.sexualberatung-in-hamburg.de

Dr. Birte Nachtwey
Paar- und Sexualtherapeutin
Flüggestraße 2a
22303 Hamburg
Tel. 040-44 61 59
www.paar-und-sexualtherapie.de

Anja Drews
Sexualtherapeut (u.a. Hypnose)
Erdmannstr. 10
22765 Hamburg
Tel. 0176 6310 6003
www.anjadrews.de

Prof. Dr. Hartmut Bosinski
Sexualtherapeut
Dreiecksplatz 5
24105 Kiel
Tel. 0431-57086740
www.sexualmedizin-kiel.de

tagesklinik Oldenburg (MonaLisa Touch®)
Achternstraße 21
26122 Oldenburg
Tel: 04 41-92 27 00
www.tagesklinik-oldenburg.de

Dr. med. Viola Kürbitz
Praxis für Urologie und Sexualmedizin
Woltersdamm 13
26655 Westerstede
Tel. 04488-52 02 99 0
www.uro-ammerland.de

Uta Fremerey
Praxis für Paartherapie, Sexualtherapie und Traumatherapie
Volgersweg 4A
30175 Hannover
Tel. 0178-6095985
www.paartherapie-fremerey.de

Gynäkologische Praxisgemeinschaft (Erbium YAG Laser)
Dr. med. Franziska Fischer & Michael Dahm
Fachärzte für Gynäkologie und Geburtshilfe
Biegenstr. 48
35037 Marburg
Tel. 06421–67540
www.gyn-marburg.de

Bettina Kirchmann
Praxis für Paar- und Sexualtherapie
Elsternweg 24
40668 Meerbusch
Tel. 02150-7947611
www.sexualtherapie-duesseldorf.de

Uwe Straßburger (MonaLisa Touch)
Facharzt für Frauenheilkunde
Mülheimer Str. 37
40878 Ratingen
Tel. 02102-841312
www.uwestrassburger.de

Dr. Markus Valk
Facharzt für Frauenheilkunde, Sexualtherapie
Schermbecker Landstraße 88a
46485 Wesel
Te.0281-23626
www.markus-valk.net

Brigitta Seidel
Praxis für Paartherapie und Sexualtherapie
Hildegardweg 11
46537 Dinslaken
Tel. 02064-148502
ww.interaktion-seidel.de

Dr. Mariam Arndt
Therapie von sexuellen Störungen und Problemen
Marienburger Str. 26
50968 Köln
Tel. 0211-93544330
www.docforsexualhealth.com

Kirstin und Guido Bonrath (Hypnose)
Markenbildchenweg 34
56068 Koblenz
Tel. 0261-13373344
www.hypnoseraum.de

Dr. A. Beier-Witt
Frauenärztin
Mittelstraße 15 A
58095 Hagen
Tel. 02331-24585
www.beier-witt.de

Dr. Njawe Siewe
Frauenarzt
Hochstr. 9
58511 Lüdenscheid
Tel. 02351-679 6622
www.frauenarztpraxis-dr-siewe.de

Jörg Fischer
Sexualtherapeut
Klüberstr. 19
60325 Frankfurt
Tel. 069-95 10 86 17
www.frankfurt-sexualberatung.de

Dr. Caroline Gatzka
Psychotherapeut
Tituscorso 3a
60439 Frankfurt
Tel. 0152 57814283
www.liebe-leidenschaft-und-leben.de

Dr. Thomas Weiss
Frauenarzt
P 6 26
68161 Mannheim
Tel. 0621-460 860 60
www.weiss.de

Antje Söhner
Sexualtherapeut
Stresemannstr. 10
68165 Mannheim
Tel. 06205-285014
www.sexualberatung-mannheim.de

Dr. Siegfried Frey
Sexualtherapeut
Marienstraße 36A
70178 Stuttgart
Tel. 0711-34218365
www.paar-und-sexualtherapie.eu

Dr. Christine Schmitt & Dr. Sebastian T. Schmid
Frauenärzte
Kirchstraße 3
70839 Gerlingen
Tel. 07156-178039 0
www.doktor-schmid-partner.de

Dr. Birgit Martin
Frauenärztin
Königstraße 7
78532 Tuttlingen
Tel. 07461-12077
www.frauenärztin-tut.de

Klinik für Frauenheilkunde
Universitätsklinikum Freiburg
Hugstetter Str. 55
79106 Freiburg
Tel. 0761-270 300 20
www.uniklinik-freiburg.de

Ästhetik in München
Dr. Dominik von Lukowicz & Kollegen
Frauenärzte
Pfisterstr. 9
80331 München
Tel. 089-99 82 69 90
www.ae-muc.de

Sabine Hartwig
Hypnose und systemische Sexualtherapie
Pariser Straße 16
Praxis Malama Pono
81667 München
Tel. 0162-4364375 www.frauenheilraum.de

Vaginismus Selbsthilfe
Schumannstr. 25
85057 Ingolstadt
Tel. 0841-881 5558

Kambis Khodawandi (MonaLisa Touch®)
Facharzt für Gynäkologie und Geburtshilfe
Maximilianstr. 65
86150 Augsburg
Tel: 0821-5 08 62 69
www.khodawandi.de

Dr. Fischer & Kirschbaum
Frauenärztliche Privatpraxis
Konrad-Adenauer-Allee 33
86150 Augsburg
Tel. 0821-319 300 15
www.fischer-kirschbaum.de

Dr. Christel Bachmeier
Praxis für Frauenheilkunde und Geburtshilfe
Maxstraße 7
90762 Fürth
Tel. 0911-773615
www.ihrefrauenaerztin.de

Hildegard Marton (Sexualtherapie, Hypnosetherapie)
Sexualtherapeutin
Reichsstiftstr. 18
93055 Regensburg
Tel. 0941-640 98 70
www.praxis-marton.de

Rudolf F. Fesl
Sexualtherapeut
Emerenz-Meier-Str. 48
94036 Passau
Tel. 0851-944 280 56
www.rudolf-fesl.de

Mariana MUDr. Humenikova (MonaLisa Touch®)
femina Frauenarztpraxis
Richard-Wagner-Straße 46
95444 Bayreuth
Tel. 0921-757 013 13
www.frauenarzt-praxis-bayreuth.de

Andreas Bauer & Elke Lieback
Privatpraxis für Sexologie und Sexualberatung
Walkmühlstraße 7
99084 Erfurt
Tel. 0361-24030020
www.blisas.de

Österreich und Schweiz

Woman & Health Wien (Lasertherapie)
Laurenzerberg 2
1010 Wien
Tel. +43-1 5333 654 595
www.womanandhealth.at

Sexmed
Sexualmedizinische Praxis
Münzgrabenstraße 7
8010 Graz
Tel. +43 316-722 100 100
www.sexmed.at

Ueberdiek (MonaLisa Touch®)
Gynäkologie und Geburtshilfe
Dr. med. Torsten Ueberdiek
2503 Biel
Tel. +41 32-322 78 22
www.praxisueberdiek.ch